不安障害の子どもたち

近藤直司 編著
大正大学心理社会学部教授

子どもの
こころの
発達を知る
シリーズ

03

合同出版

シリーズ「子どものこころの発達を知るシリーズ」は、まずは親、教師、地域の保健福祉の担当者、そしてプライマリケアを担う小児科医をはじめとする子どもの心の健康を身近で支え、子どもの心の諸問題に最初にかかわることになる大人たちに、精神疾患やその関連領域の問題に関するバランスのよい情報を提供する目的で企画されました。

本シリーズは、疾患や問題の概念を、現在世に流れているような誤解や偏見から解き放ち、正しく中立的な概念をわかりやすく提供し、定義、診断、治療・支援、予後など、それらの全体像を知ってもらう手助けとなることを目指します。

とりわけ身近な大人たちが、自分に何ができるか、何をなすべきかについて考え始めるきっかけとなるようなシリーズになったら素晴らしいと思っています。

シリーズ監修者　齊藤万比古

はじめに

本書のテーマは、子どもの不安と恐怖です。不安や恐怖は感情の一種ですが、古典的な精神医学では、対象が不明確で漠然とした恐れを「不安」、対象が明らかなものは「恐怖」と定義されてきました。

たとえば、「地震、雷、火事、親父」は対象が明確なので、「恐怖」ということになるでしょうか。一方、「不安」は、いろいろな強さや色合いの不快な感情や気分、たとえば、怖れ、苦悩、心配、まごつき、当惑、無策、混乱、パニックなどを包み込む包括的な用語として用いられており（『精神分析辞典』岩崎学術出版より）、正確に定義することは簡単ではないようです。

たしかに、世界保健機関（WHO）による国際的診断基準であるICD－10（国際疾病分類・第10版）では「恐怖症性不安障害」というカテゴリーが設けられていますし、アメリカ精神医学会によるDSM－Ⅳ（精神疾患の診断と統計の手引き・第4版）では、不安障害という大きなカテゴリーの中に、分離不安障害、パニック障害、広場恐怖と特定の恐怖症、社交恐怖（社会不安障害）、全般性不安障害、強迫性障害、心的外傷後ストレス障害などの下位分類が設けられており、「不安」と「恐怖」は境界がなくなってきているようです。

　さらに、アメリカ精神医学会は２０１３年にＤＳＭ－ⅣをＤＳＭ－５に改訂しており、不安障害についてもいくつかの改訂が加えられています。たとえば、ＤＳＭ－Ⅳでは不安障害に含まれていた強迫性障害は、ＤＳＭ－５の草案が示された時点で「強迫スペクトラム障害」という新しいカテゴリーに含まれることになっていたため、本シリーズにおいても不安障害とは別に扱うことになりました。同様に、不安障害の一部であった心的外傷後ストレス障害（ＰＴＳＤ）も、ＤＳＭ－５では「トラウマとストレスに関する障害」という新しいカテゴリーに含まれることになりましたが、２０１１年3月に東日本大震災を経験して間もないこともあり、トラウマに関連した精神医学的問題は読書のみなさまにとっても関心が高いと考え、本書でとりあげることとしました。

　以上のような理由から、本書では、分離不安障害、パニック障害、広場恐怖と特定の恐怖症、社交恐怖（社会不安障害）、全般性不安障害、心的外傷後ストレス障害（ＰＴＳＤ）をとりあげます。児童・青年精神医学の立場から、不安や恐怖に苦しむ子どもたちとそのご家族を支援するために必要な知見について、できるだけわかりやすく解説していきたいと思います。

執筆者を代表して

東京都立小児総合医療センター児童・思春期精神科部長　近藤直司

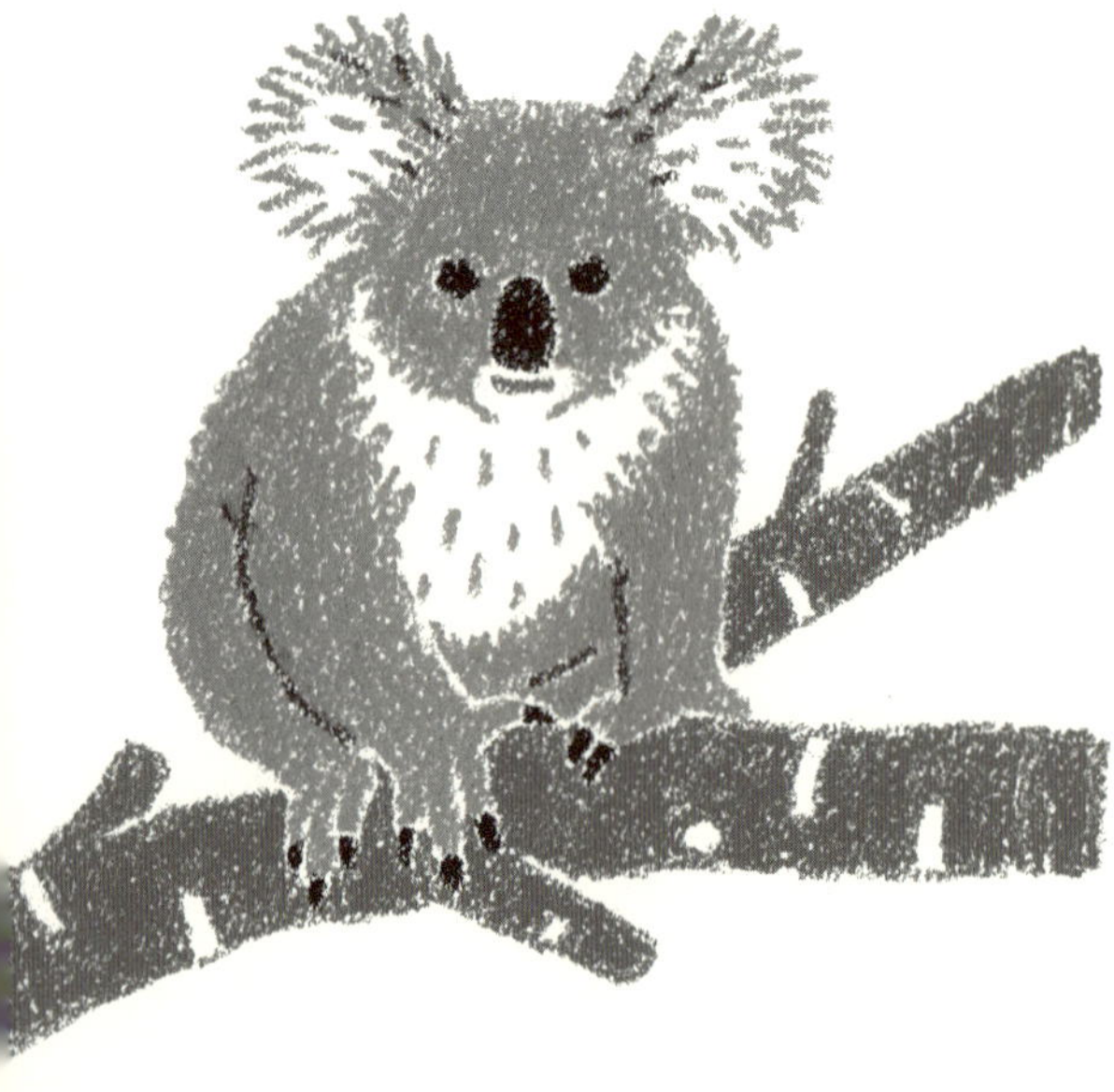

第4章　社交恐怖（社交不安障害）

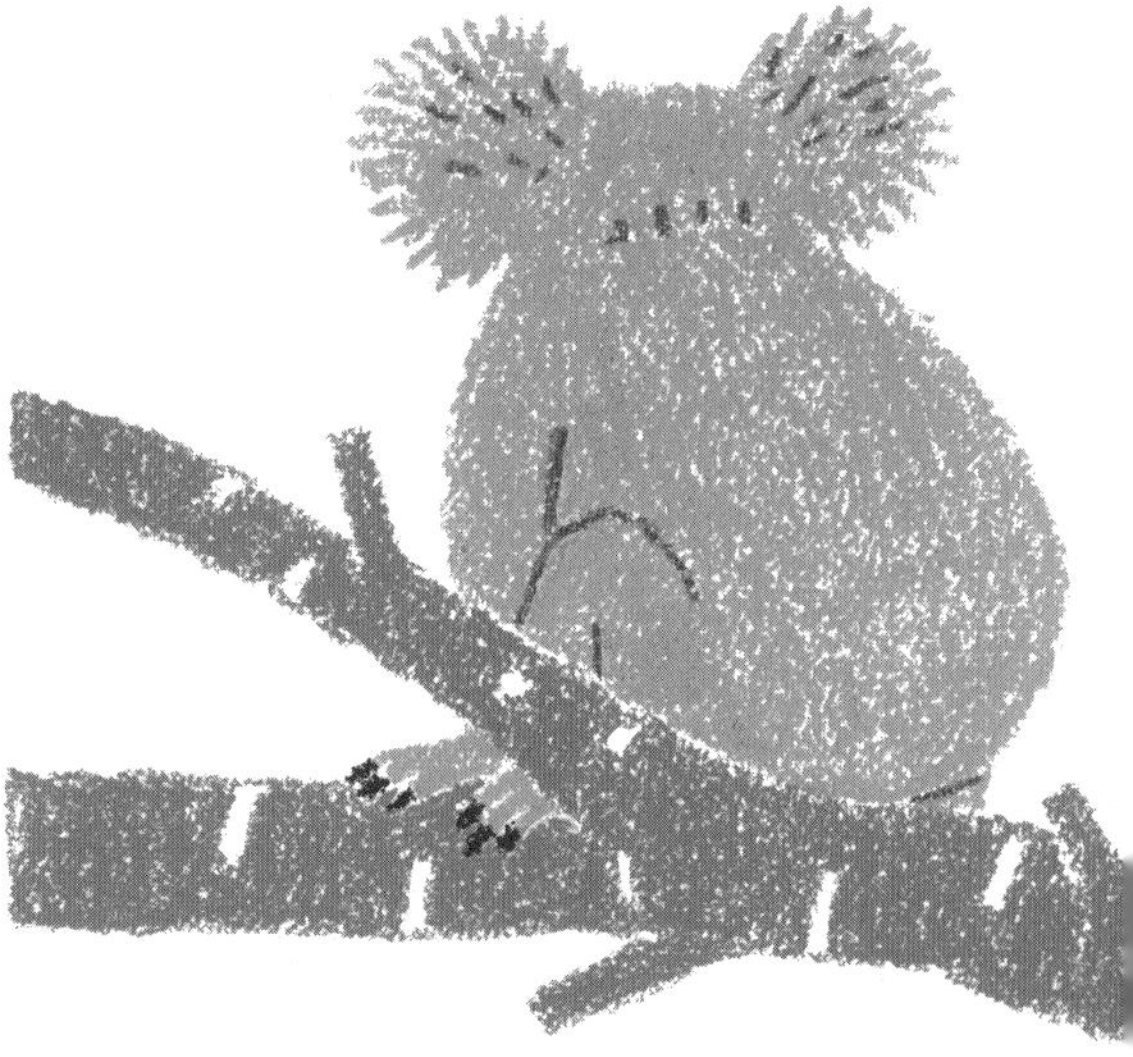

第１章

分離不安障害

1 概念

人は、生まれたときは養育者（おもには母親）に完全に依存した状態ですが、幼児、学童、思春期と発達していくにつれて、少しずつ母親から離れ、自立し、大人になっていきます。赤ちゃんの頃に母親と離れることに不安を感じ、泣き叫んだり過敏になったりするのは正常の反応です。この反応は生後10〜18カ月でもっとも顕著で、ほとんどの場合には3歳頃までに目立たなくなります。

親の不在、留守番、幼稚園や保育所への入園といった際に生じる不安も多くの子どもに見られる現象です。数日間で改善するものも多く、むしろ不安を乗り越えることによって成長が促される側面もあります。

また、人間にとって不安は危険を感知するための本能でもあり、生き抜くためには必須のものですが、それが過剰であるとさまざまな身体的・精神的症状につながり、生活や成長に支障をきたすようになります。こうした状態を分離不安障害といいます。

好発年齢は幼児期から学童期の前半で、４％くらいの子どもに見られ、けっして珍しいものではありません。

2　症状・特徴

赤ちゃんは母親のことを自分にとってかけがえのない存在だということを認識しますが、時間の感覚や記憶が未発達なため、母親が離れた後に、再び自分の元に帰ってくることを想像できず、不安を覚え、泣いたり怒ったりします。1歳半くらいになると、いったんは離れても母親は戻ってくるということや、母親が別の場所にいても母親を見つけることができるということを理解できるようになります。また、母親が目の前にいなくても、母親の存在をイメージすることで分離の不安が徐々に軽減していきます。

これと同時に現れてくるのが、2～3歳頃に見られる第一次反抗期です。自分の欲求をなんでも自己中心的にかなえようとする行動で、一見するとわがままにも見えますが、子どもが自主性をもつようになったことを意味することから、重要な成長過程の1つであると考えられています。

母親のイメージを心の中に形成するには、「愛着」が非常に重要な役割を果た

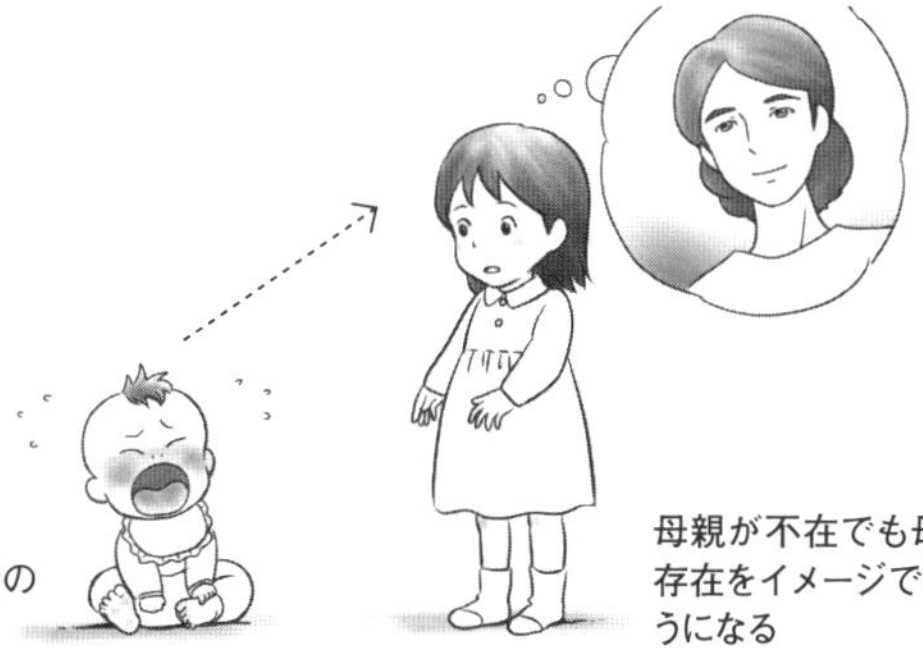

母親の姿が見えないと、心の中から母親の存在そのものがなくなってしまう

母親が不在でも母親の存在をイメージできるようになる

します。愛着とは子どもと養育者とのあいだに生まれる心の絆のようなもので、恐怖や不安にさらされたときに保護を求めることで自らの生存確率を高めようとする行動システム、あるいは安全感を調整するための生体システムです。

生後３カ月頃までは、両親のみでなく不特定多数の相手に愛着が向かうといわれていますが、５カ月くらいになると見知らぬ人に出会ったときに泣いたり、顔を背けたりする「人見知り」が現れます。これは母親などの見慣れた人と見知らぬ人を識別する能力を獲得した証であり、母親が愛着の対象になったことを示しています。養育者の注意や関心を自分に向けるために、泣いたり、ほほえんだり、抱きついたり、後を追いかけたりするようになります。

この時期に、養育者が子どもにとって心地よい安定や保護的な環境を提供できれば、養育者の存在が子どもにとって「安全基地」になります。そして子どもはこの安全基地を拠点として、外の世界に興味をもち、探索に出かけられるようになります。何か危険を感じれば安全基地に戻り、危険が遠ざかり安心できるとまた外に出られるようになります。この時期に非常に強い危険を体験したり、安全基地の機能が弱かったりすると、子どもはなかなか不安を解消することができず、再び外に出ていくことができません。

分離不安障害とは、子どもが外で危険を感じ、安全基地に戻ったまま離れられない状態だと考えられます。分離不安の強い子どもほど見知らぬ人への不安も強く、保育所での適応性が低いともいわれています。子どもの不安を受け止め、あたたかく寄り添うなどして、安全基地の機能をより強固にすることが、分離不安症状の軽減につながると考えられます。

分離不安障害は、養育者との別れに対する不安が年齢不相応に強く、生活に支障が生じるほどのものです。ICD-10（国際疾病分類・第10版）では表1-1（17ページ）、DMS-Ⅳ（精神疾患の診断と統計の手引き・第4版）では表1-2（18ページ）のように定義されていますが、もう少し具体的に説明したいと思います。

- 1人で寝られず、添い寝することを求める。
- 暗闇を過剰に怖がり、電気をつけたまま眠りたがる。
- 1人で暗闇にいるときなどに、異常な体験（人が自分の部屋を覗き込む、恐ろしいものが自分に近づいてくるのが見えたり、自分をじっと見つめる目を感じるなど）を訴える。
- 悪夢をくりかえし見る。
- 養育者が外出中に事故にあうのではないか、病気になって死んでしまうのではないか、あるいは、去ったまま戻って来ないのではないかと強く恐れる。

- 迷子、誘拐、入院、殺人などによって親から離されてしまうのではないかと強く恐れる。
- 身体症状として頭痛、腹痛、吐き気、嘔吐、食欲不振、動悸《どうき》、めまい、ふらつき、失神、息苦しさ、夜尿、遺尿（日中の起きている時間に尿をもらすこと）などがある。
- 別れ際や別れが予想されるときに過度に大泣きしたり、かんしゃくを起こしたりする。
- 常に親と一緒にいたがり、親の後を追って行動する。
- 1人で家にいられなかったり、外に出られなかったりする。また離れられないために学校に登校できない。
- 強い甘え、赤ちゃん返りがある。

子どもが不安を直接言葉で表現することは少なく、身体症状や問題行動、不登校といった形で表現されることが多いと思われます。国際的な診断基準は欧米で作成されているため、母子の関係が近く、母への甘えを肯定的にとらえる傾向の強い日本では、それほど深刻な問題としてはとらえられない傾向があるかもしれません。

表 1-1　『国際疾病分類・第 10 版（ICD-10)』による小児期の分離不安障害

診断の鍵となるのは、愛着の対象（通常両親あるいはほかの家族成員）から別れることを中心とした過度の不安であり、さまざまな状況に関する全般的な不安の単なる一部分ではない。この不安は次のような形をとりうる。

(a) 強く愛着を持っている人に災難がふりかかるという非現実的な、現実離れした心配に心を奪われる。あるいは彼らが去って戻らないだろうという恐れ。

(b) 迷子、誘拐、入院、あるいは殺されるという災難によって、強く愛着を持っている人から引き離されてしまうという非現実的な心配に心を奪われること。

(c) 分離の恐れのために、(学校での出来事を恐れるというような他の理由からではなく）登校を嫌がり、あるいは拒否し続けること。

(d) 強く愛着を持っている人が近くか隣にいなければ、眠るのを嫌がり、あるいは拒否し続けること。

(e) 一人で家にいること、あるいは強く愛着を持っている人なしで家にいることへの持続的で度の過ぎた恐れ。

(f) 分離に関する悪夢を繰り返す。

(g) 身体症状（悪心、胃痛、頭痛、嘔吐などの）が強く、愛着を持っている人からの分離を伴う状況の際に繰り返し起こること。たとえば家を離れて学校に行く場合。

(h) 強く愛着を持っている人からの分離を予想したとき、その最中、あるいはその直後に、過度の悲嘆を繰り返すこと（不安、泣くこと、かんしゃく、みじめさ、無感情、あるいは社会的引きこもりとして現れる)。

表 1-2　アメリカ精神医学会の『精神疾患の診断と統計の手引き・第４版（DSM- IV)』による分離不安障害の診断基準

A. 家庭または愛着を持っている人からの分離に対する、発達的に不適切で、過剰な不安で、以下の項目のうち３つ（またはそれ以上）が証拠として存在する。

(1) 家庭または愛着を持っている重要人物からの分離が起こる、または予測される場合の反復的で過剰な苦痛。

(2) 愛着を持っている重要人物を失う、またはその人に危険がふりかかるかもしれないという持続的で過剰な心配。

(3) 厄介な出来事によって、愛着を持っている重要人物から引き離されるのではないかという持続的で過剰な心配。（例：迷子になる、または誘拐される）

(4) 分離に対する恐怖のために、学校やその他の場所へいくことについての持続的な抵抗または拒否。

(5) １人で、または愛着を持っている重要人物がいないで家にいること、またはその他の状況で頼りにしている大人がいないこと、に対する持続的で過剰な恐怖または抵抗。

(6) 愛着をもっている重要人物が側にいないで寝たり、家を離れて寝ることに対する持続的な抵抗または拒否。

(7) 分離を主題とした悪夢の繰り返し。

(8) 愛着を持っている重要な人物から引き離される、または分離が起こる、または予測される場合の、反復する身体症状の訴え。（例：頭痛、腹痛、嘔気、または嘔吐）

B. この障害の持続期間は少なくとも４週間

C. 発症は 18 歳以前

D. この障害は臨床的に著しい苦痛、または社会的、学業的（職業的)、またはほかの重要な領域における機能の障害を引き起こしている。

E. この障害は広汎性発達障害、統合失調症、または他の精神病性障害の経過中にのみ起こるものではなく、青年期および成人期においては、広場恐怖を伴うパニック障害ではうまく説明されない。

3 病因・原因

分離不安障害は、特定の原因や病因は明らかにされていませんが、前述した愛着の問題や、もって生まれた本人の気質や養育のあり方、養育者との別離体験などが複合的に組み合わさって生じるものと考えられています。

とくに、次のような傾向が多いといわれています。

- ●元々の性格が内気で、新しい環境に飛び込むことに消極的
- ●極度の引っ込み思案
- ●極端な人見知り
- ●親への依存心が強い
- ●親が過保護で溺愛し、甘やかし過ぎている
- ●または、親が過度に厳格で子どもの不安を強めている
- ●入院、身近な人やペットの病気や死
- ●引っ越し、転校

4 治療

症状がそれほど重くない場合は、親や周囲の人たちが子どもの不安を理解して、寄り添い、あたたかく受けとめるような対応を続けるうちに、少しずつ軽減・消失していくことが少なくありません。良くなったり悪くなったりをくりかえしながらも、長い目で見れば少しずつ症状が軽くなっていくことも多いようです。そのときどきの症状に一喜一憂することなく、成長を見守る姿勢が重要です。

強い不安症状が１カ月以上続く場合は、子ども家庭支援センターや保健センターなどに相談しましょう。小児科や児童精神科などの専門医療機関へ受診することが必要になる場合もあります。医療機関や心理療法の専門施設では、以下のような治療が行われます。

❶プレイセラピー（遊戯療法）

遊びを通して本人の発達状態を理解し、自分の考えや気持ちを表現できるようにします。不安を和らげ、自分の感情の調節方法や表現方法、他の人とのかかわり方について学ぶことを目指します。

❷描画療法・箱庭療法

絵を描いたり、砂の入った箱の中にミニチュアの人形や動物、建物などを置くことによって、言葉では伝えきれない自分の内面世界を表現し、それを深く体験することによって、症状を改善させたり、対人関係を改善させたりすることを目標とします。

❸認知行動療法

問題や対処方法を子どもと一緒に整理することで、子どもの自己理解を促進するとともに問題解決能力を向上させ、問題を自分でコントロールしながら合理的に解決する力を身に付けることを支援します。物事を悲観的にとらえる考え方を、楽観的にとらえられるよう、極端な思考パターンを修正していきます。

ただし、幼児から学童期の子どもで、言葉を介した治療が難しい場合は、前記のプレイセラピーなど、言葉を介しない治療の方が適しています。

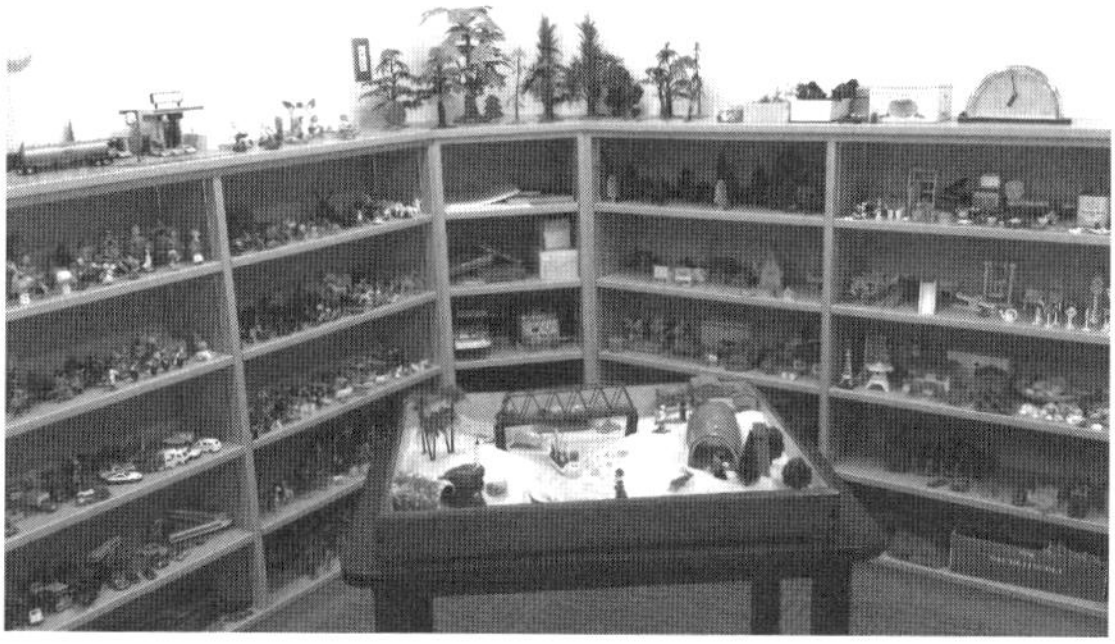

箱庭療法に使う箱とミニチュア模型。いろいろな種類の人形などを組みあわせて内面生活を表現する。

❹家族療法

養育者が分離不安障害に対する理解を深め、子どもへの適切なサポートの方法を見出すことが目的です。上手になだめられないこと、子どもの不安を軽減させられないことで養育者の不安が高まり、それが子どもに伝染するという悪循環を防ぐ目的もあります。

また、家族内の人間関係を調整することで、子どもにとっても安心できる環境づくりを目標にする場合もあります。

❺薬物療法

気分の落ち込みが見られたり、不安が非常に強く、日常生活に大きな支障が出ていたりする場合には、抗うつ薬や抗不安薬などを使うことがあります。とくにＳＳＲＩ（選択的セロトニン再取り込み阻害薬）と呼ばれる新しいタイプの抗うつ薬では子どもの不安障害においても効果が実証されており、従来から使われていたタイプより副作用が少なく、安全性も高いのが特徴です。

ただし、薬物療法のみで症状を完治させることは難しく、他の治療法と組み合わせて行う必要があります。

5 家庭や学校に求められる配慮

子どもの不安な気持ちに寄り添い、受け止めるようにして、本人の意に反して無理強いをしたり、無理に引き離したりといったことをするのは避けましょう。逆に子どもの要求のままに甘やかせ過ぎたり、周囲が振り回されたりすることも避けなければなりません。養育者と周囲の大人が共通理解のもとに、統一した対応ができることが望ましいでしょう。

養育者の側も不安が強い場合には、子どもが不安を感じるような状況に対して先回りし過ぎたり、自分の育て方を責めて悩まれていることも少なくないようです。子どものことを心配し過ぎて養育者の方が子どもから離れられなかったり、養育者自身の不安が子どもに移ってしまうこともあります。こうした場合には、周囲の人たちが養育者を心理的にサポートすることも重要です。

登校への不安が強いときは、最初は親と一緒に登校し、先生にあいさつだけして帰宅するなど、ごく短時間の登校から始め、本人の様子を見ながら学校で過ごす時間を段階的に増やす、保健室や相談室への登校から始め、そこを安全基地と

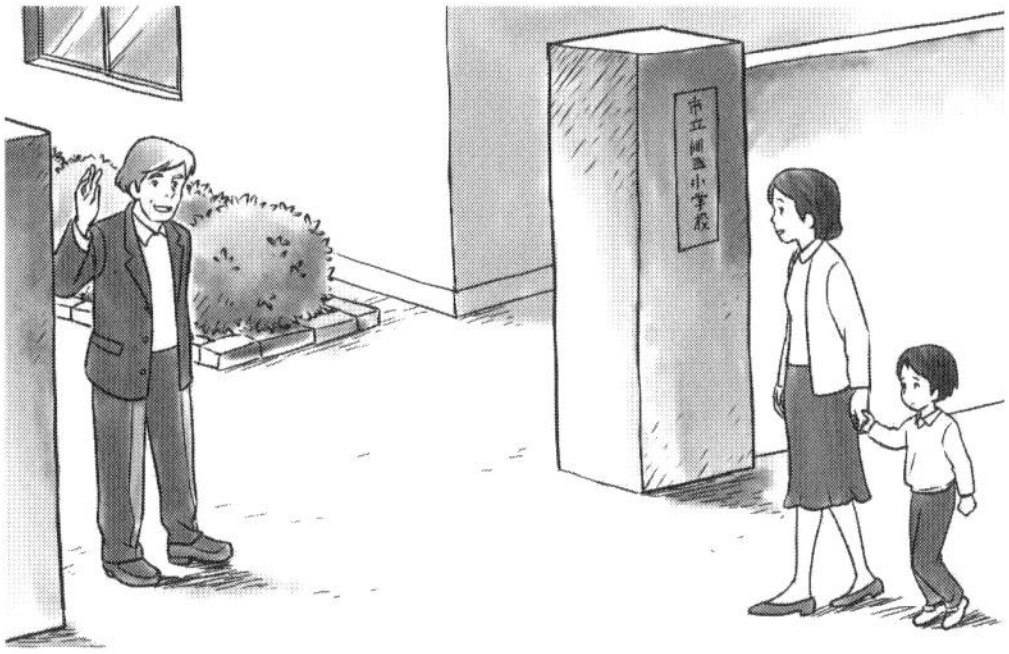

登校が不安な場合は、親と一緒に登校し、あいさつして帰ることから始めることもある（無理強いは厳禁）

して少しずつ集団場面に入っていく方法もあるでしょう。ぬいぐるみやタオル、好きなにおいのするもの、好きなキャラクターのものなど、本人のお気に入りのアイテムをもって行くことが有効な場合もあります。

6 予後

分離不安障害は、ほとんどが1年以内に完治するとされています。なかなか治らなかったケースについて検討した調査では、発症年齢が低く、診断の遅れが一因であったという報告があります。

また他の不安障害やうつ病、パニック障害、強迫性障害などとの関連も指摘されています。

第2章

パニック障害

1 概念

パニック障害は、特別な状況や環境に関連なく発生する反復性の不安発作を病態の中心としています。発作の誘因が明確な場合もあれば、そうでない場合もあるので、発作の予知は困難です。

発作の主要症状は、他の不安障害と同様で、動悸《どうき》、胸痛、窒息感、めまいなどです。また二次的に「このまま死んでしまうのではないか」などといった、死や自制心の喪失、発狂への恐怖等が生じます。

発作の頻度と症状の経過はさまざまですが、この発作は、通常数分間程度しか続きません。しかし、発作をくりかえすうちに「また発作がおこるのではないか」という不安が生じ、いかなるときも不安を抱え、外出ができなくなるなど、生活に大きな支障を抱えるようになっていきます。

これまでの研究では、子どものパニック障害はまれであるか、ほとんど存在しないという報告と、小児・思春期にも発生する可能性があるという報告があります。[1] 厚生労働省が行った研究では、わが国でのパニック障害の有病率は

０・８％でしたが、[2] アメリカの大規模調査ではより高く、ＮＣＳ調査（National Comorbidity Survey, 1990-92, 2001-02）では４・７％で、患者数の増加が報告されています。

しかし、小児や思春期のデータはほとんどなく、子どものパニック障害の疫学はほとんど知られていません。よって子どものパニック障害の臨床的な特徴については、定説ができていないのが現状です。そこには、子ども特有の事情があります。つまり、子どもは、大人と比較して、急速な精神の発達過程の最中であり、成人を対象とした診断基準を満たすことが少ないからです。[3]

本章では、具体的な症例をあげながら、子どものパニック障害を解説していきます。

2 症状・特徴

国際的な診断基準であるＩＣＤ－10（国際疾病分類・第10版）におけるパニック障害の診断基準は表２－１に示すとおりです。[4] もう１つの国際的な診断基準であるＤＳＭ－Ⅳ（精神疾患の診断と統計の手引き・第４版）では、パニック発作をパニ

表 2-1　ICD-10 によるパニック障害の診断基準

A. 反復性のパニック発作で、特別な状況や対象に一致してともなってくるものでなく、自然に起こることが多い（すなわち、エピソードは予知できない）。パニック発作は、懸命な努力の必要な状況や危険にさらされる状況および生命を脅かされる状況にともなうものではない。

B. パニック発作は下記のすべてを特徴とすること。

(1) 激しい恐怖または不安の明瞭に区別されるエピソード

(2) 突発的な開始

(3) 数分のうちに最強となり、少なくとも数分間は持続

(4) 下記のうち少なくとも 4 項が存在し、そのうち 1 項はⓐからⓓのいずれかであること

【自律神経性の刺激による症状】

ⓐ 動悸、または強く脈打つ、あるいは脈が速くなる

ⓑ 発汗

ⓒ 振戦または震え

ⓓ 口渇（薬物や脱水によらないこと）

【胸部、腹部に関する症状】

ⓔ 呼吸困難感

ⓕ 窒息感

ⓖ 胸部の疼痛や不快感

ⓗ 嘔気や腹部の苦悶（例：胃をかき回される感じ）

【精神状態に関する症状 】

ⓘ めまい感、フラフラする、気が遠くなる、頭がくらくらする感じ

ⓙ 物事に現実味がない感じ（現実感喪失）、あるいは自分自身が遠く離れて「現実にここにいる感じがしない」（離人症）

ⓚ 自制ができなくなる、「気が狂いそうだ」、あるいは気を失うという恐れ

ⓛ 死ぬのではないかという恐怖感

【全身的な症状】

ⓜ 紅潮または寒気

ⓝ シビレ感またはチクチクする痛みの感覚

C. 主要な除外基準：パニック発作は、身体的な障害や、器質性精神障害あるいは統合失調症とその関連障害、気分（感情）障害、または身体表現性障害のような他の精神障害によるものではないこと。
その内容と重症度はともに個人差の幅がきわめて大きいので、中等度と重度の 2 段階に分け、必要ならば第 5 桁の数字（※ ICD-10 による診断コード）によって特定される。

中等度：4 週間の間に少なくとも 4 回のパニック発作
重　度：4 週間以上の間、各週少なくとも 4 回のパニック発作

ック障害と分け、広場恐怖を伴うものとそうでないものに分類しています。[5] 前述の通り、すべてが子どものパニック障害に典型的なものではなく、発達とともに認められるようになるものも多くあります。[6]

パニック障害の症状をまとめると、パニック発作、予期不安、回避行動の3つがあげられます。中核となるのは、突発的なパニック発作の反復（くりかえし）であり、それは特定の誘因をもちません。予期不安や回避行動は二次的に生じるものですが、それに伴う生活の困難さがこの障害のもう1つの特徴です。

パニック発作とは、急速におこる緊張、不安、恐怖であり、動悸、発汗、身震い、息切れ、窒息感などの自律神経症状を伴います。症状は数分のうちに頂点に達し、多くは数分で軽快し、間欠期*には身体症状を認めません。幼児、学童期の子どもでは、このような不安や恐怖を抱え込むことが困難なため、泣くことやかんしゃく、逃避などの形をとる場合もあります。

また幼児期や学童期におこる発作は、特定の誘因に関連することが多いのも特徴です。[7] 事故を目撃した子どもが車に乗れなくなるなど、以前の不快な体験を言語化*し、消化することができずに発作として表出します。

精神の発達に伴い症状は変化し、思春期にさしかかると成人と同様に、コントロールの効かない自律神経症状に対する恐怖、死んでしまうのではないか、発狂

***間欠期**：発作がない間のこと。

***言語化**：自分の思っていることや伝えたいと感じていることを言葉で表現すること。

してしまうのではないかという恐怖、離人感*や現実感の喪失が認められるようになります。誘因なく突発的に発作がおこるようになり、「また発作がおこるのではないか」という不安を抱えるようになります。これが予期不安です。

発作と発作のあいだの間欠期にも、それに関連した不安を常に抱えるようになります。また発作のおこった状況、場所を回避するような行動も併せて認められるようになります。このような段階になると、通学の電車に乗れない、教室に入れない、人ごみを常に避けるなど、生活には大きなストレスを伴うようになり、うつ症状や他の不安障害を合併してしまいます。

子どものパニックについて行ったある研究報告では、35％に他の不安障害を合併し、12％にうつ病、12％に行為障害（破壊的な行動）、6％に適応障害*を合併していました。[8] 別の研究では、25％で2つ以上の不安障害を合併しているという報告もあり、[9] 最近では注意欠如／多動性障害（AD／HD）*や自閉症スペクトラム障害（広汎性発達障害）などの発達障害圏、虐待を原因とした反抗挑戦性障害*などの合併も報告されています。[10]

また、パニック障害とその他の不安障害が併発しているように見える場合は、より早期に発症することが多い分離不安や特定の恐怖症が、パニック障害につながったものが多いと考える研究者もいます。[11]

***離人感**：自分の体や心が自分のものでないように感じること。

***適応障害**：生活環境の変化、生活上の出来事に伴うストレスに適応することができず、主観的な苦悩を抱え、社会生活能力の低下を引きおこしている状態。

***AD／HD**：7歳以前に認められる不注意、他動・衝動性という行動上の特性によって診断される発達障害。乳幼児期から特性があらわれるが、集団行動が必要とされる時期に問題が生じることが多い。

***反抗挑戦性障害**：9歳、10歳程度の小児期に特徴的に認められる大人へのきわめて挑戦的で不服従な状態。反社会的行為までには至らないことが多い。

診断は、ICD-10、DSM-Ⅳにもとづいて行われます。臨床では、発作が予期なくおこり、特定の対象と関係していないか、つまり他の不安障害との鑑別から始まります。パニック障害は他の不安障害との合併が多いので、他の不安障害を認めた場合はパニック障害が生じていないかを疑わなければなりません。また身体疾患や薬剤・物質でもパニック発作様の症状が認められるため、これらとの鑑別も重要です。

3 病因・原因

パニック障害の病因については、まだ十分に解明されておらず、統一された見解に至っていません。しかし近年の医学の発展により、その発症には心理学的な要因（心の問題）だけではなく、生物学的な要因（体の問題）、社会的な要因（環境の問題）などがさまざまにかかわりあっていると考えられています。

❶生物学的な要因（体の問題）

生物学的な要因としては、脳機能の問題が考えられています。パニック障害では、大脳辺縁系にある扁桃体を中心に、視床下部、脳幹、中心灰白質、海馬などと連携した不安、恐怖をつかさどる回路の過活動があるのではないかと考えられています。これらの過活動により、動悸や過換気*、交感神経症状などのパニック発作の諸症状が引きおこされます。

また、この神経回路は主としてセロトニン神経によって制御されているのですが、セロトニンの働きに関連した薬剤であるＳＳＲＩがパニック障害に有効であることもこの説を支持しています。

❷心理学的な要因（心の問題）

心理学的な要因としては、過去の体験にもとづくものが考えられます。国際的な診断基準では、特定の誘因なくおこるパニック症状となっていますが、そこに至る過程において、なんらかの心的外傷体験を受けているケースを多く認めます。たとえば教室で嘔吐したことを怒られた経験をもつ子どもが、また吐いてしまうのではないかという嘔吐恐怖症となり、電車に乗れなくなったり外出ができなくなったりした後、とくに誘因なくパニック発作をくりかえすようになったりします。連続的に経過する場合もあれば、恐怖症自体は改善したけれども、数年後、ストレスの多い日々のなかでパニック発作をおこす場合もあります。

＊**過換気**：精神的な不安によって呼吸回数が増え、その結果、手足や唇のしびれや動悸、めまい等の症状が引きおこされる心身症の1つ。

　また、幼児期、学童期の分離不安の強かった子どもが、青年期のストレス状況でパニック障害を発症する場合もあります。つまり、発達のより早期に生じる分離不安や他の不安障害が、その後のひきこもりや特定の恐怖症に進展し、さらにパニック障害へと変化していく可能性があります。ある研究では、広場恐怖（第3章参照）はパニック障害の発達上の前駆症状だと考えられています。[12]

❸社会的な要因（環境の問題）

　社会的な要因としては、子どもの育つ環境要因が考えられます。広くは、子どもが生活している時代や地域の影響があります。近年の日本において、子どもにかかるストレスは年々増しているように感じますし、地域ごとの文化の差によってもストレスの質は異なってくると思われます。育てられる家庭環境や養育方針も大きくかかわってくるでしょう。不安定な養育環境で、分離不安を抱きやすい状態であれば、将来的なパニック障害のおこるリスクは上がると考えられます。

　もちろん、同じ環境であっても、すべての子どもたちに問題が生じるわけではありません。その子どものもって生まれた素因と環境の相互作用によって、パニック障害が生じるのだと考えられます。

4 治療

治療を始める前に、その子どもが〝傷つき〟の経験を重ねてきていることを念頭に置くことが重要です。パニック発作は、ある日突然死んでしまうのではないかと思うほどの自律神経症状を呈します。ときには救急車で救急外来を受診するほどですが、内科的精査では異常が見つからず、〝原因不明〟とされてしまいます。はじめのうちは保護的に対応してくれた周囲（家族、友人、学校関係者）もこうした経験をくりかえすうちに〝またか〟となり、冷たく対応してしまうことになりがちです。コントロールできない自身の状態に恐怖する本人と、疲弊した周囲とのあいだで大きな解離が生じ、虚言や詐病《さびょう》を疑われて受診に至ることも少なくありません。彼らが児童精神科や心療小児科に来たときには、理解してくれない社会（大人）への不信感をもち、マイナスからのスタートとなることが多々ありますので、治療は、その子の話をしっかりと聞き、苦しみや恐怖、理解されないつらさに共感することから始まります。

また、たとえ心因性が強く疑われたとしても、しっかりとした体の診察と検査

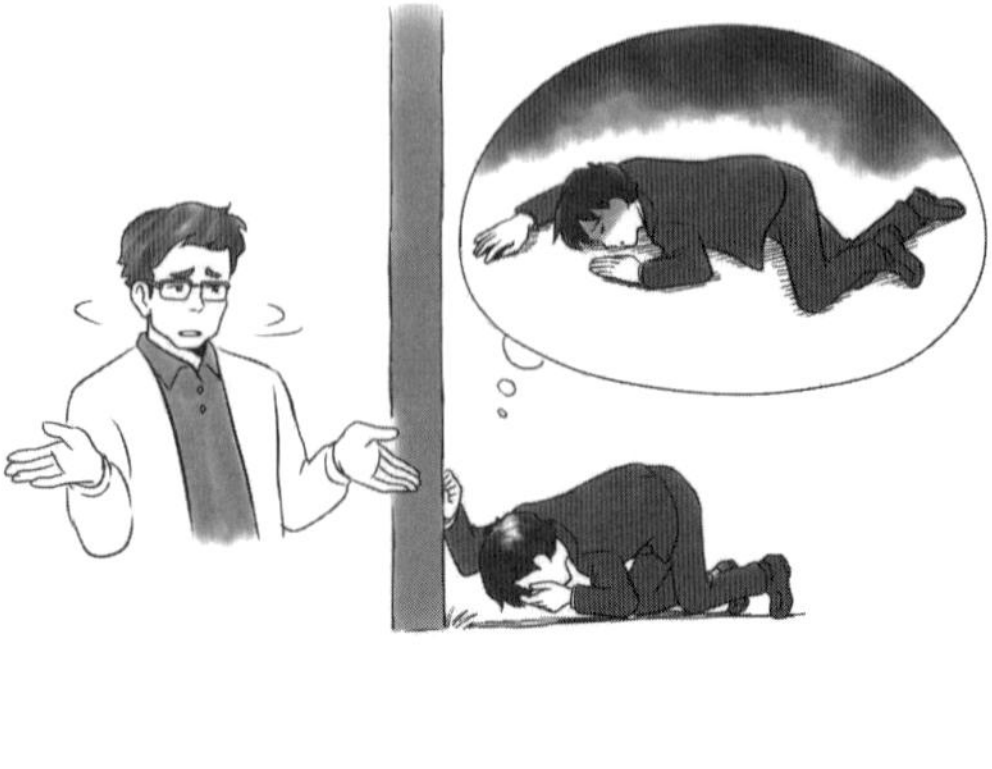

パニック障害をおこし、窒息状態の本人は「死んでしまうのではないか」と心配するが、保護者は冷ややかに見ている

は行うべきです。心身ともに受け止めてこそ、治療関係を良好に築くことができます。そして、検査が正常だったとしても、脳機能のメカニズムを説明し、けっして本人の訴えが〝心が弱いから〟おこっていたことではなく、体の機能としておこっていたという安心感を与えることも信頼関係を築く一助となります。どのような治療を行ううえでも、以上のような作業は必須なことだと考えます。

現在、パニック障害の治療には、心理療法と薬物療法の2つがあります。心理療法のなかには、力動的精神療法や家族療法、認知行動療法などがふくまれています。しかし、子どものパニック障害の治療として確立したものは現在のところまだありません。一方、薬物療法に関しては、その有効性が確認されています。

以下で、それぞれの治療法を説明していきます。

❶精神分析的精神療法

精神分析的精神療法とは、言語を用いたやりとりのなかで患者の感情の動きをとらえ、患者自身に気づきや内省を深めてもらいながら苦しみを乗り越えていくことを目的とした治療法です。

治療者は支持的な姿勢で患者と接し、洞察を促し、ときに治療者の考え（解釈）を伝えていきます。しかし、対象が子どもの場合には、心身ともに未分化であることから、その子その子の発達段階に応じた治療法を考える必要があります。病気の知識に乏しく、内省が困難な子どもに対して、言語を用いた面接だけでは不十分であり、音楽や運動、創作、遊戯などを組み合わせて行う場合があります。成人の治療と比べると、治療者にはこうした柔軟さが求められます。

❷家族療法

家族療法とは、子どもと社会（学校、地域などのコミュニティー）の間にある家族という集団を治療対象と考える治療法です。前述の力動的精神療法が子ども個人を対象としているのに対して、家族療法は家族をあたかも個人のようにとらえ、家族の考え方や関係性に働きかけることによって、子どもの症状の軽減や消失を目指します。

たとえば、子どもの症状が生じる以前の家族システムと、すでに症状を取り込んでいる家族システムを観察し、症状を維持させている原因について仮説をたて、家族とともに理解を深めていくというものです。治療に参加してもらう家族が多いと、治療構造の維持が難しくなることもあり、治療者も専門的なトレーニングが必要になってきます。

❸認知行動療法

認知行動療法とは、認知、行動、情動の要素から構成され、問題となっている症状を維持させている非現実的な思考や症状を回避するために行う不適切な行動に焦点を当てます。

パニック障害では、パニックが生じたときの思考（死んでしまうかもしれない）、体の状態（動悸、過呼吸《かこきゅう》など）、行動（外出を避けるなど）について理解を深め、身体症状をコントロールする術を身につけながら、誤った考え（認知）の修正を促していきます。欧米では、子どもの不安障害を対象とした認知行動療法の研究が活発に行われており、その有効性が認められています[13]。

今後は、子どものパニック障害に特化した研究が待たれます。

❹薬物療法

パニック障害の薬物療法では、おもに抗うつ薬が用いられます。成人においては、抗うつ薬の一種であるＳＳＲＩ（選択的セロトニン再取り込み阻害薬）や三環系抗うつ薬の有効性が証明されています。子どもについては、まだ十分な研究が行われていませんが、いくつかの研究では同様の有効性が報告されています。ＳＳＲＩの投与によって75％のケースに改善が認められ、７割弱が診断基準を満たさなくなったという報告もあります[14]。

現在のところ、子どものパニック障害では、ＳＳＲＩが第一選択薬と考えられます。しかし他の薬剤と同様に、子どもに対する薬物の使用は、それだけですべてが改善すると考えず、環境の調整や精神療法の可能性を優先的に検討し慎重な導入と、適切な容量を心がけるべきであると考えます。

5 家庭や学校に求められる配慮

近年、子どものパニック障害の存在が認められ、彼ら・彼女らがその障害によってとても苦しんでいることがわかってきました。ここでは子どもたちの生活の場である家庭、学校をはじめとする社会が彼らに対してできることを、症例にもとづいて検討していきたいと思います。

症例1　いじめからパニック発作になった12歳のA君

A君は両親、兄との4人で生活している。幼児期はおとなしい子で、集団のなかでは目立たない方だった。小学校に入学してからは多少活発になり、男の子のクラスメートとサッカーをするのが好きだった。

小学校4年生のとき、仲良くしていた友だちから「死ね」と言われ、眠れなくなることがあった。また友だちが「15禁」のゲームをやるようになり、その過激な画像を見て1人で寝ることができなくなった。

5年生になり、友だちと一緒にゲームができないことでいじめられるようになった。過激な画像を見せられたり、怖い話を集団でされるようになった。いじめはしだいにエスカレートし、かばんを取られたり、給食にごみを入れられるようになった。

A君は、親や先生に相談することができずにいたが、朝からお腹をこわしたり、テレビを1人で見られなくなったA君を見て、両親が不審に思い、いじめを受けていたことがわかった。家庭と学校が相談し、いじめをしていた子たちが謝罪することで、A君の症状は改善した。

しかし6年生になり、A君は、再びいじめをしていた友だちと同じクラスになったことにショックを受け、5月からは不登校になった。その後、夜になると突然過呼吸をおこすようになり、「死んでしまうのではないか」とパニックになった。何度か救急車で病院に搬送されたが、身体的な異常は見つからなかった。外出すると友だちに会うような気がして外出ができず、家のなかでいつ過呼吸になってしまうか不安で母から離れることができなくなってしまった。このままでは生活ができなくなり、かかりつけの小児科医からの紹介で児童精神科を受診することになった。

A君の場合、いじめを受けたことをきっかけに自律神経症状（お腹が痛い）を認めるようになりました。両親や学校の介入により一時症状の改善を認めましたが、きっかけ（いじめをしていた児と同じクラスになる）を機に自律神経症状が悪化し、回避行動（不登校）や予期不安が生じるようになっています。

病院に来たときのA君は、ひどく疲れた様子でした。初回の面接でしっかりと話を聞いていくなかで、二次的な悪循環が生じていることがわかりました（パニック発作をおこす↓周囲が疲弊し対応が冷たくなる↓見捨てられるのではないというA君

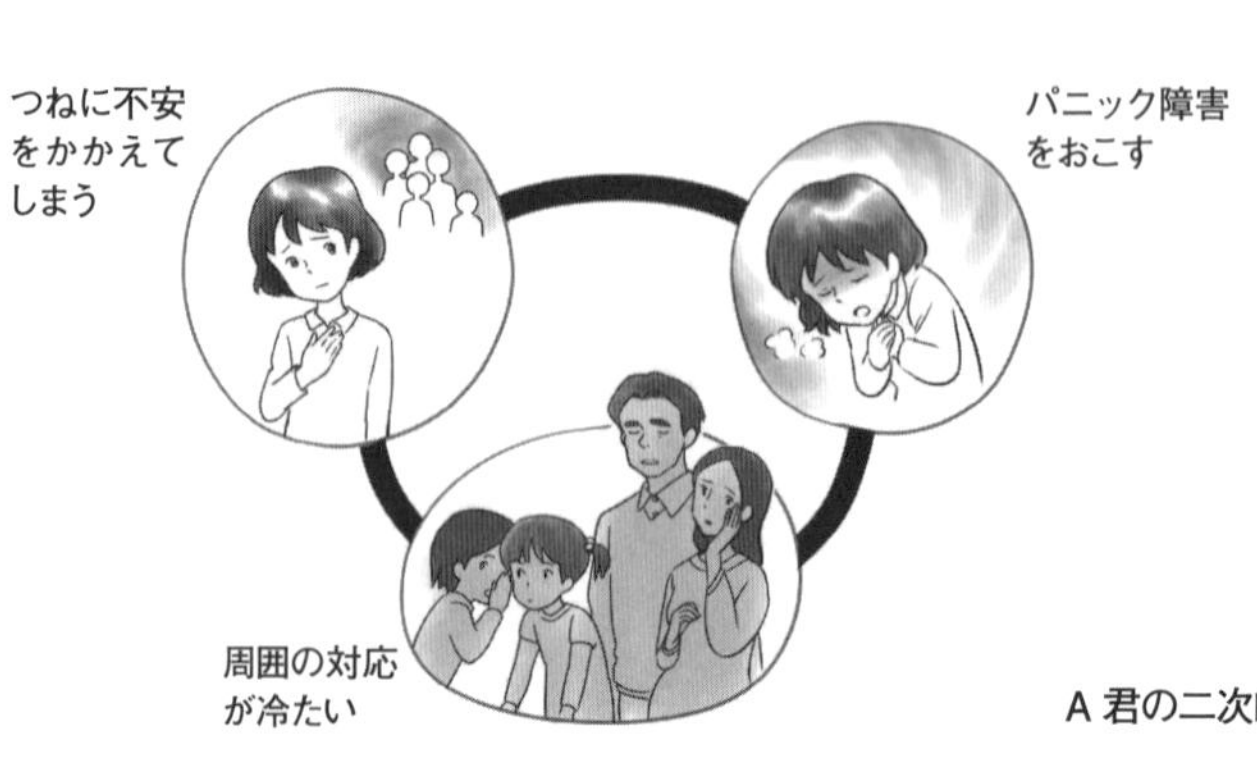
つねに不安をかかえてしまう
パニック障害をおこす
周囲の対応が冷たい

A 君の二次的悪循環

の不安が強くなる↓パニック発作をおこす）。

担当医はA君と家族に、「これは病気である」ということをしっかりと伝え、同時に治療によって改善することも説明しました。そして、パニック発作がおこったときの具体的な対処方法をA君、家族と話し合って決めました。一定の対応が得られたことで、A君の「見捨てられる」という不安は軽減し、家族も対処方法が決まったことで気持ちが楽になったようでした。

A君には、発作前後の状況を話し合い、少しずつお母さんから離れる時間を長くする認知行動療法を行いました。また学校関係者とも話し合い、クラス替えは困難でしたが、中学に向け学区外の中学に進学できることになりました。卒業まで元のクラスに戻ることはありませんでしたが、症状は改善し、中学からは通常の生活・登校が行えるようになりました。

症例2　さまざまな不安を防衛しきれずに パニック障害になったBさん

Bさんは14歳の女の子。ひとりっ子で、乳児期より保育園に預けられる時間が長かった。両親は不仲で、家ではけんかが絶えなかった。Bさんが5歳のときに両親が離婚し、何の説明もないまま父親の実家で生活するようになった。以来、夜尿や不眠の症状があったが、母には会わせてもらえず、ほとんどの時間を祖母と過ごした。祖母のしつけは厳しく、とくに食事の食べ方を連日叱責されていた。

小学校に入ってからは、父との2人暮らしになったが、1人で過ごす時間がほとんどであった。3年生のとき、学校で友だちから「バイキン」と言われたことで、自分が本当に汚れているような気分になり、手洗いと入浴に時間をかけるようになった。父親がBさんの手荒れに気づき、できるだけBさんと一緒に過ごす時間をとるようにしたため、手洗いや入浴の時間はしだいに短くなり、4年生になる頃には通常の生活が送れるようになった。

しかし、6年生になる頃、再び父親の仕事が忙しくなり、1人の時間が多くなっていった。すると今度は食事がすすまなくなり、それとともに体重が減少していった。父親は、朝食と夕食だけは一緒に摂れるように努力したが、改善に乏しく、小児科病院に入院することになった。入院により一定の改善は認められたが、多忙な父親との生活は困難と考えられ、中学生になると同時に、それまでまったく連絡をとっていなかった母親と生活するようになった。

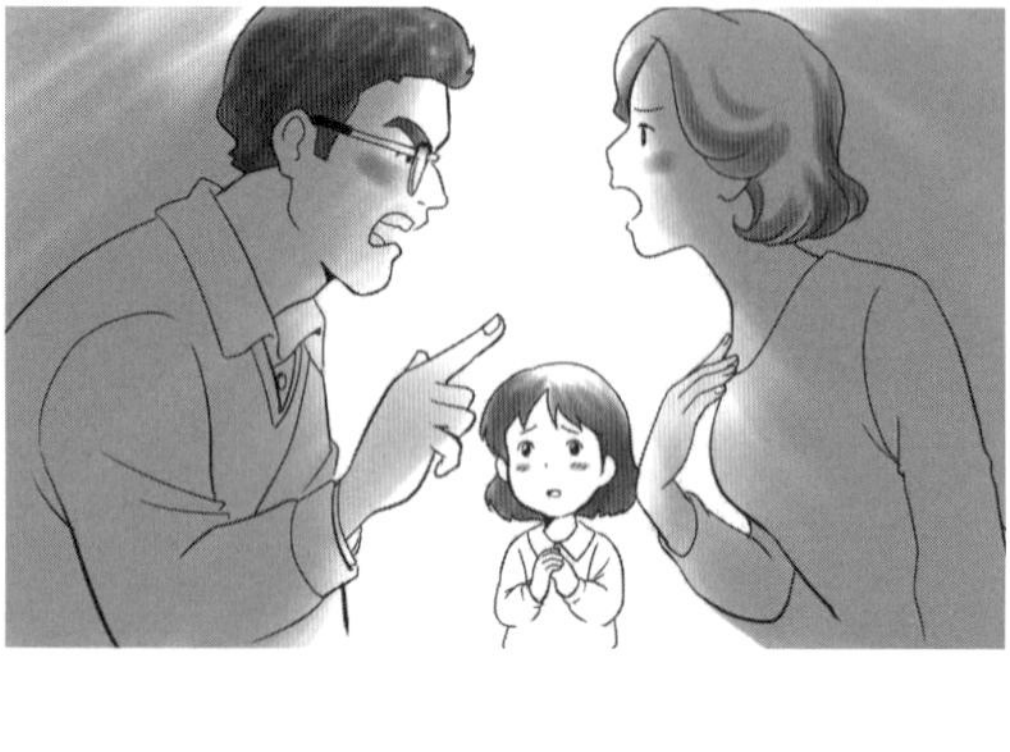

両親のけんかを見て、
ショックを受ける

当初は居心地の悪さを感じていたBさんも、久しぶりの母親との生活はうれしかった。しかし食事量は思うように増えず、9月からは学校にも登校できなくなった。母親が仕事に出て1人になると、強い不安に襲われるようになった。「外に出ると汚れて病気になってしまう」という考えが頭から離れず、外出ができなくなった。あらゆることに過敏になり、テレビのニュースやインターネットの情報にも過剰に反応して、不安になり大声で泣き叫ぶようになった。

その後、とくに誘因なく動悸が強くなり、「このまま死んでしまうのではないか」という恐怖にたびたび襲われるようになった。母がいる、いないにかかわらず、発作が出現するようになり、日常生活ができなくなったため、児童精神科を受診することになった。

Bさんの場合、刺激に対する反応が強く、日常生活が送れない状態となっていたため、入院治療を行うことになりました。過覚醒状態であったため、SSRIに加え睡眠導入剤も併用されました。入院当初は入院前より強い不安を訴えることがありましたが、病棟が刺激の統制された（守られた）環境であることが理解できると、症状は改善に向かいました。

面接が進むと、1人で生活することが多かった寂しさや、戸惑いなどを表出できるようになり、「家族での思い出がない自分がみじめだった」と語りました。また、両親はそれぞれ一生懸命接してくれていると感じていたので、嫌いになったり、文句を言ったりすることもできずにいました。

主治医、両親、Bさんの三者で今後の生活場所について話し合い、母親と同居することになりました（これはBさんの第二希望で、第一希望は両親と3人で暮らすことでしたが）。母との外出や外泊をくりかえし、食生活や通学などが一定の状態になったことを確認し、外来治療へ移行しました。

Bさんの場合は、幼児期に強い分離不安を体験し、強迫的な行為（過度な手洗いや入浴など）で安心感を取り戻そうとしましたが、それもうまくいかず、食事に対する恐怖感が生じ、パニック障害に至っています。

その根本には、自分にはわからないところで展開していく環境の変化や家族関係の問題がありました。不安症状が強く、薬物治療と入院治療が必要でしたが、初めて自分の希望が尊重され、生活できるようになったことが症状の改善に大きく影響したと考えられます。

●2つの症例をまとめて

2つの症例ともに特定の状況や具体的な危険がなくおこる自律神経症状を認め、予期不安から外出困難や母と離れることができないなど二次的な問題が生じ、生活ができなくなっています。身体的な問題がなく、間欠期（発作のない時期）を認めていることから、2症例ともにパニック障害と診断しました。

症例1、2から考えられる周囲の対応は、まず何よりその子の不安をしっかりと受け止めてあげることだと考えます。その不安の原因がわかるときもあればわからないときもありますが、当面の安心感をもたせてあげることが重要です。その後どうすればよいかは、専門家（スクールカウンセラー、医師、心理士など）と相談し、考えましょう。

また、2症例ともに、症状が悪化する前にサインが出ていることに注目してください。症例1では腹痛、症例2では汚れていることが怖くなる不潔恐怖がそれにあたります。その時点でその子の不安に対してしっかりと取り組めているとよかったのではないかと考えます。何とか症状を抑えている子どもたちに対しては環境が大きく影響してきます。症例1では、進級の際のク

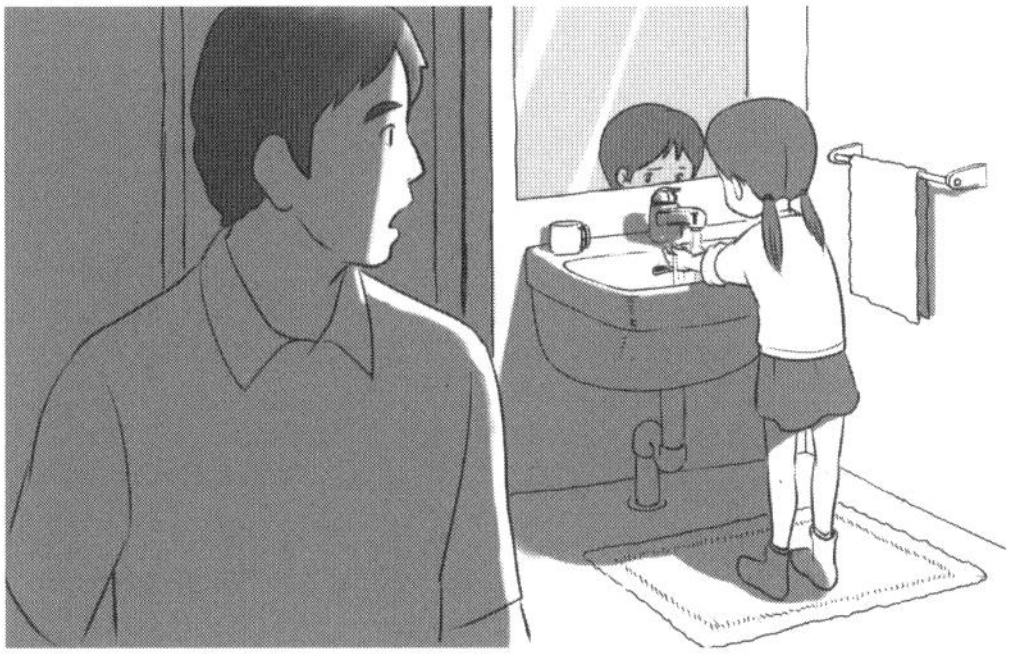

不安のサインに
気づく親

ラス編成に配慮があれば発症することはなかったかも知れませんし、症例2では、父との時間を配慮しただけで症状の改善を認めていた時期もありました。

状態が安定した後に重要なことは、不安のマネージメントができるようになることです。不安を解消・軽減させる思考を身につけることや具体的な行動によって安心感を獲得できるような力がある場合はその子自身に、不十分な場合には家族や学校関係者など、その子どものサポーターになれる人と一緒に取り組むとよいと思います。

子どものパニック障害は、幼児期の分離不安、それ以後の恐怖症との関係など、今後もさらなる研究が望まれる分野です。もちろん器質的な脆弱性（発症しやすい素質）は個人個人で異なると考えられますが、大人の適切な対応でパニック障害に至らずに済むケースがあるのではないかと考えます。そのための第一歩は、しっかりと子どもの様子を見守り、その話に耳を傾けることではないでしょうか。

第3章

広場恐怖と特定の恐怖症

恐怖は人間にとってもっとも原始的な感情の1つであり、子どもが非常によく体験する現象です。一過性の恐怖症は正常な子どもにも多く見られ、必ずしも心配する必要はありません。

しかし、病的な恐怖症が継続した場合は、その後の精神科的リスクの高まりが指摘されていることや、恐怖の感じ方が、本人の特性や養育環境の評価に役立つこともあり、見過ごせない疾患といえるでしょう。

本章では、心理学などの知見も踏まえて、広場恐怖と特定の恐怖症について見ていきたいと思います。

1　概念

❶ICD-10とDSM-Ⅳで基準が異なる

精神医学において、恐怖（fear）とは、「対象のあるものへの恐れ」と定義され、明確な刺激の源と関連づけるのが困難な恐れを表す不安（anxiety）と区別されます。恐怖症（phobia）は、特定の対象や状況に対して不釣り合いなほどの激しい恐怖を覚える疾患で、テーマに従って分類されます。いずれも、恐怖を避けるた

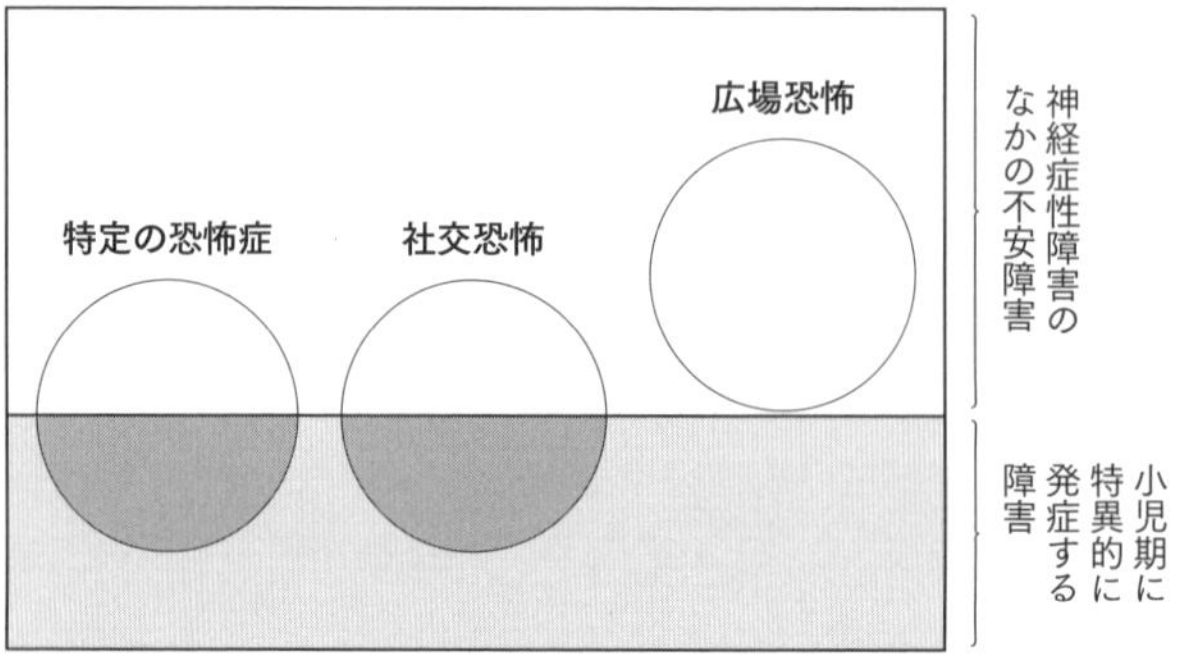

図3-1
ICD-10における恐怖症性不安障害のカテゴリー

めに対象や状況への回避が見られ、恐れを感じることや、動悸《どうき》などの自律神経症状の出現を想像するだけで、予期不安と呼ばれる症状が出現します。

世界保健機関（ＷＨＯ）によるＩＣＤ－10（国際疾病分類・第10版）によれば、恐怖症は不安障害に属し、広場恐怖（agoraphobia）、社交恐怖（social phobias）、特定の恐怖症（specific phobias）に大別されます。

さらに、小児発症の社交恐怖と特定の恐怖症に関しては、ＩＣＤ－10では、通常の「神経症性障害」のカテゴリーに分類されるものと、〝正常な発達傾向が誇張された〟形で現れ「小児期に特異的に発症する障害」のカテゴリーに分類されるものとに分けられています（図３－１）。

これに対し、アメリカ精神医学会の分類であるＤＳＭ－Ⅳ（精神疾患の診断と統計の手引き・第４版）では、小児期発症に特別な枠を設けず、すべて成人と共通の「不安障害」のカテゴリーにまとめるかわりに、子どもについては、症状が６カ月以上持続していることを必要とするなどとして、成人との診断基準の違いを示しています（図３－２）。

広場恐怖は、小児期発症が少数ということもありますが、ＩＣＤ－10とＤＳＭ－Ⅳの双方とも、子どもについて特別な言及をしていません。ＩＣＤ－10が主にヨーロッパで使用されるのに対し、ＤＳＭ－Ⅳはアメリカの診断基準であり、その

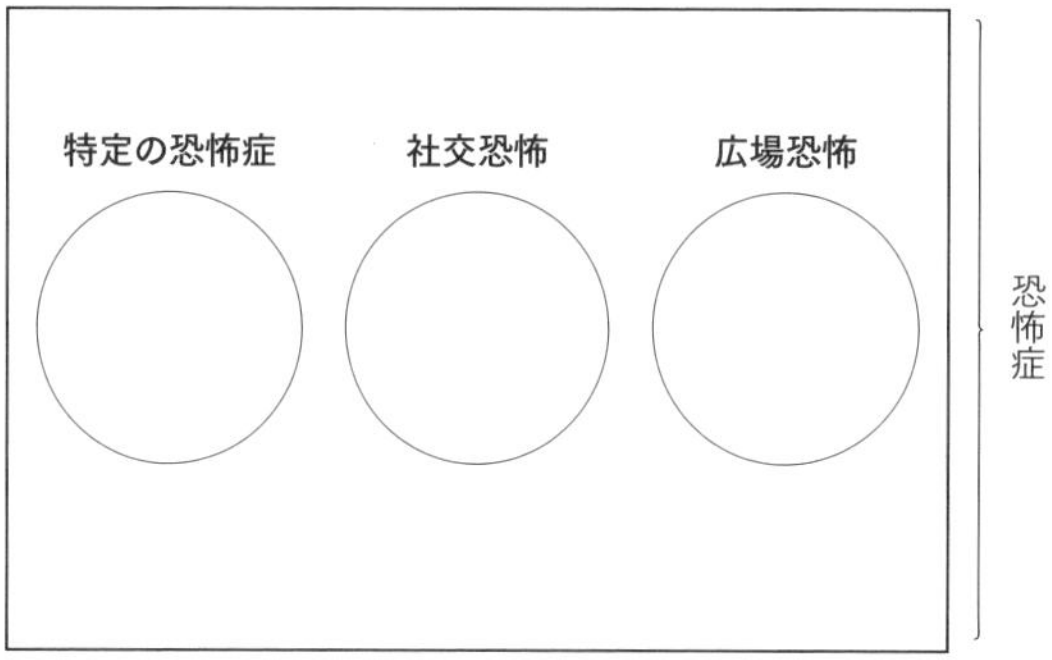

図 3-2
DSM-Ⅳにおける恐怖症のカテゴリー

用途も異なっています。しかし、恐怖症のうち広場恐怖だけが、子どもと成人で同一の診断基準が示されている点で共通です。このことから、広場恐怖では子どもと成人の病態に差がないと考えられており、その反面、小児期発症の特定の恐怖症と社会恐怖については、その病態や深刻さに成人のものと異なる場合があることが国際的なコンセンサスとなっていることがわかります。それでは、広場恐怖と特定の恐怖症のそれぞれの特徴について説明しましょう。

❷広場恐怖の特徴

広場恐怖は、その名称に反するようですが、広場のみでおこるものではありません。家以外の、安全な場所にすぐ逃げられないような状況で、恐怖に襲われるものをいいます。通常は成人早期に発症し、女性に多いといわれています。恐怖の対象は、ICD-10によれば「公衆の面前で倒れて孤立無援になること」とされ、DSM-Ⅳでは「逃げるに逃げられない状況そのもの」や、「パニック発作やパニック様症状が起こること」とされています。その状況に強い恐怖を体験しながら耐え忍んでいる場合もありますが、多くの場合は外出を避けるなどしてそれを回避するため、実際には恐怖を実感していないこともあります。

広場恐怖は、ICD-10とDSM-Ⅳの双方で、〝パニック障害を伴うかどうか〟で分類されているように、パニック症状との関連が深い疾患です。臨床的には、広場恐怖と診断された人のほとんどにパニック発作の既往が認められ、逆に、パニック障害と診断されている人の半分以上に、広場恐怖が見られるとされています。

さらに、パニック発作のない広場恐怖の患者は、「特定の恐怖症・状況型」と診断した方が適切な例が多いこともわかってきました。広場恐怖は歴史ある疾患名であり、今後もこの名称が消えることはないでしょうが、その本質について見直す必要がある、とする考え方もあるようです。

❸特定の恐怖症の特徴

特定の恐怖症の特徴は、ヘビや閉所、血液などの、限定された対象または状況に対する、著明で持続的な恐怖です。それぞれ、たとえば閉所恐怖というふうに、対象の名前を恐怖の前につけて呼ばれます。

特定の恐怖症は、恐怖対象への暴露により不安反応が誘発されるため、広場恐怖と同様に、ほとんどの場合は対象を回避しようとして生活に障害を生じます。多くは小児期または青年期早期から見られ、男性より女性の方が低い年齢でおこるとされています。小児発症の多くは一過性ですが、青年期まで継続した場合は、軽快する割合が20%程度に低下します。

　ICD-10では、前述のとおり「小児期に特異的に発症する疾患」として、小児期の恐怖症性不安障害というものが定義されています。小児発症の一過性の恐怖症は、ある程度ここにおさまることになります。就学前の一時期に動物恐怖をもつことなどは、発達段階に特異的なものとされます。そのため、就学前〜学童期でよく見られる動物や暗闇、怪物などへの恐怖は、恐れの程度が臨床的に異常であったとしても、特定の恐怖症ではなく、「小児期に特異的に発症する疾患」に分類されます。全般的な不安を背景とした恐れの場合や、広場恐怖など発達段階にそぐわないとされる恐怖には、特定の恐怖症という診断をつけることはできません。

　DSM-Ⅳでは、子どもの場合のみに、「その恐怖が過剰であることや不合理であることを認識できないことがある」とされ、①虫や動物などを対象とする「動物型」、②高所や嵐などを恐怖する「自然環境型」、③「血液・注射・外傷型」、④閉所や飛行機など特定の場所や状況がきっかけで恐怖を生じる「状況型」、⑤「その他の型」の5つに分類されています。多様な恐怖症をとりあえずひとまとめにしたといった形ですが、病態や疫学、生物学的に共通した因子があるものでグループ化を目指した結果、現在のような分類となりました。

DSM-Ⅳによる5つの恐怖症の分類

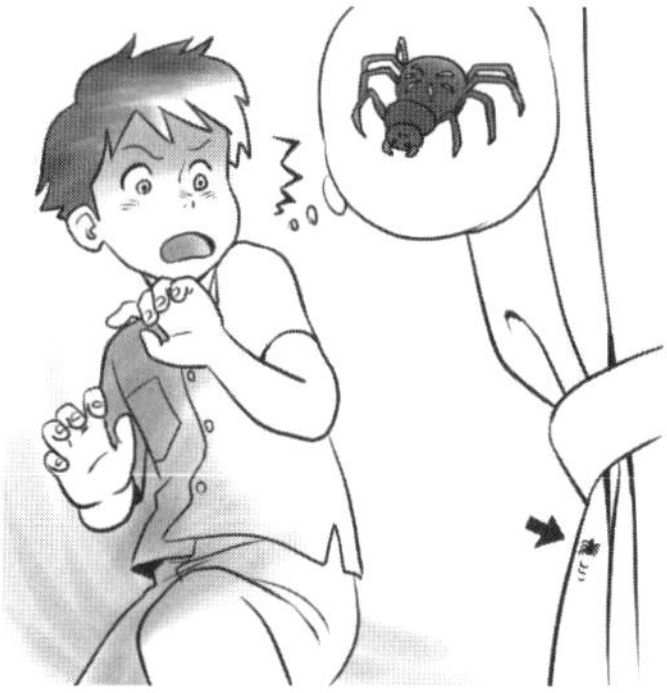

❶「動物型」
虫や動物を恐れる

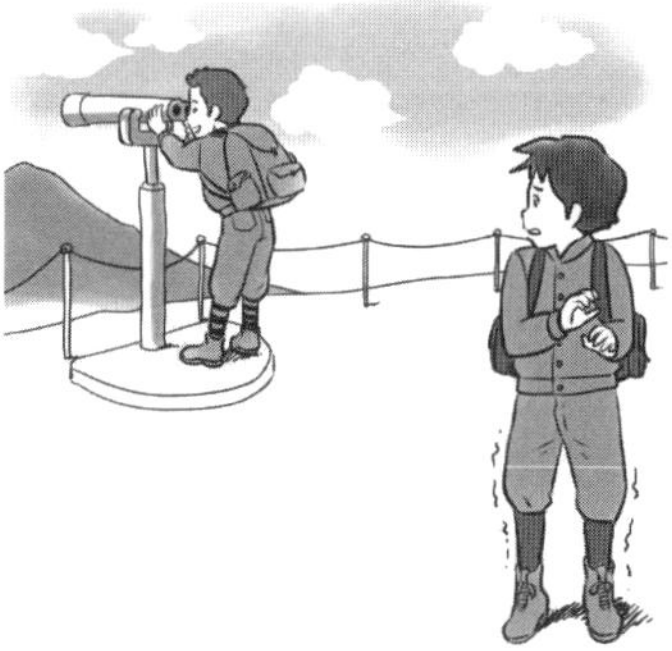

❷「自然環境型」
高所や嵐などを恐れる

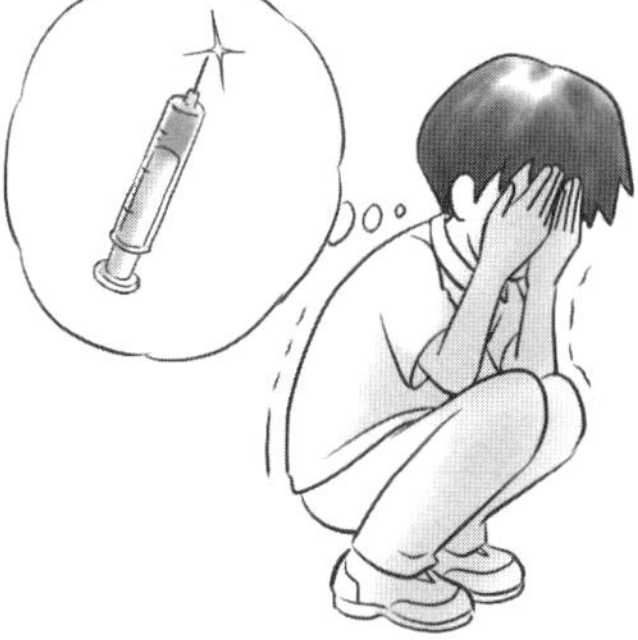

❸「血液・注射・外傷型」

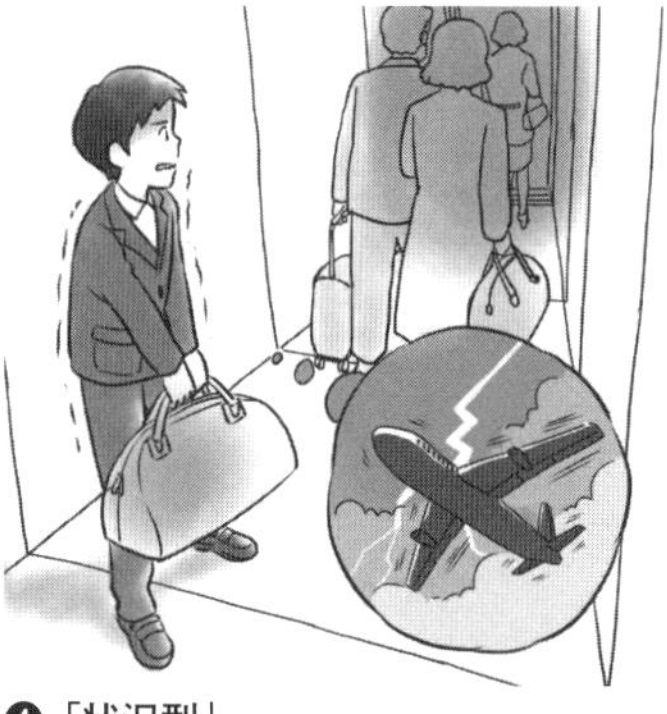

❹「状況型」
閉所や飛行機など特定の場所や
状況を恐れる

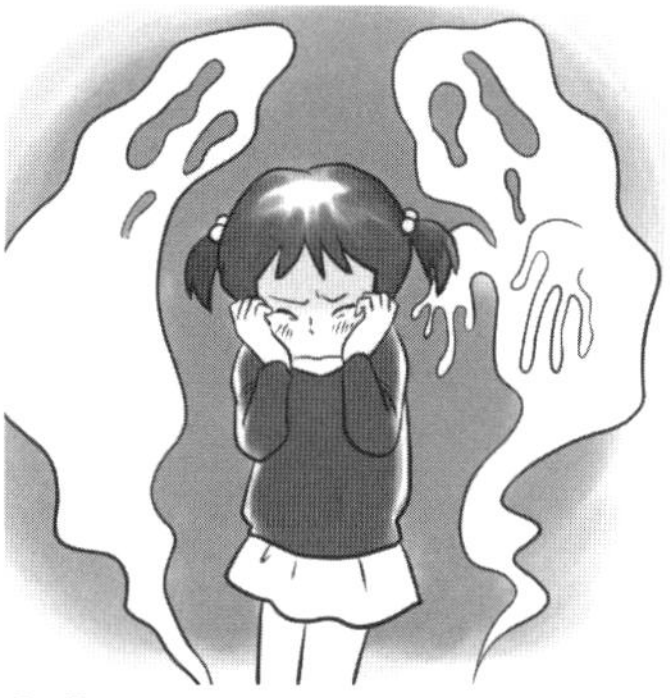

❺「その他の型」
幽霊や鬼などを恐れる

2 症状

❶恐怖の症状の４つの成分

恐怖の症状には４つの成分があるとされています。

１番目は、恐れの主観的な体験で、対象に曝《さら》されたり対象を想起したりしたときにわきおこる恐怖（心理的症状）です。パニックのある場合は、パニックがさし迫る警告の感情としても体験されます。

２番目は、対象に曝されたり対象を想起したりしたときにおこる生理的変化（自律神経症状）です。心拍数や血圧の変化、呼吸数の増加、発汗などにあたり、パニック症状もここに入れることができます。

３番目は、恐怖の身体的表現で、対象に曝されたときに客観的に観察される、うろたえやおののきです。

４番目は、対象や状況への回避や逃避で、これによって先に述べた３つの症状をおこさずにすみますが、外出ができなくなるなどの社会的な困難を引きおこします。

子どもの場合、身体的表現が、泣く、かんしゃくを起こす、立ちすくむ、または、しがみつくことで表現されることがあります。また、恐怖が過剰または不合理であると認識していないことが多く、恐怖症による苦痛を話すこともまれなため、恐怖の有無や対象がわかりにくいことがあります。回避の様子を評価・観察することが、診断に際して重要となるかもしれません。

❷広場恐怖の症状

ICD-10によると、広場恐怖は単に開放空間に対する恐怖ばかりではなく、群衆がいるとか、安全な場所（通常は家庭）にすぐに逃げ出すことが困難であるなど、空間に関連する状況に対する恐怖も包括されています。そこには、家を離れること、店、雑踏および公衆のトイレに入ること、あるいは公共交通機関を使用して1人で移動することに対する恐れを含みます。

恐怖の重症度や回避行動の程度はさまざまですが、外出できなくなるなど、恐怖症性障害のなかでもっとも生活への影響が大きいものとされています。抑うつ症状、強迫症状、および社会恐怖が合併することもあり、通常、症状に動揺性*が見られますが、効果的治療が行われないとしばしば慢性化します。

＊**症状の動揺性**：症状が重症化したり軽快したりと波があること。

❸特定の恐怖症の症状

特定の恐怖症は、ＩＣＤ－10によると、特定の動物への接近、高所、雷、暗闇、飛行、閉所、公衆トイレでの排尿あるいは排便、特定の食物の摂取、血液あるいは外傷の目撃、特定の疾患の罹患に対する恐れなどのように、きわめて特異的な状況に限定して見られる恐怖症とされます。動物に襲われたり押し入れに閉じ込められるといった心的外傷性のできごとや、予期しないパニック発作が恐怖と結びつく場所でおこること、他人が高所から落ちるのを見るなどの他者の恐怖や外傷体験の目撃、航空機事故の報道のような情報伝達などをきっかけにして発症します。

誘発状況ははっきりしていますが、広場恐怖や社会恐怖と同様に、パニック状態が誘発されることもあります。なお、恐怖症では通常対象に曝されると脈拍が早まり、血圧が上昇しますが、血液あるいは外傷、注射にたいする恐怖症だけは、脈拍と血圧が低下し、ときに失神が見られるという特徴があります。

特定の恐怖症は、治療を受けないでいると何十年も持続することがあり、その結果生じる社会的不利の程度は、患者がその恐怖状況をどの程度回避できるかに依存します。恐怖の対象が日常的に出合いにくいもののほうが、生活への障害は少なくなるでしょうが、逆に治療を求める可能性が減るため、長期にわたって症

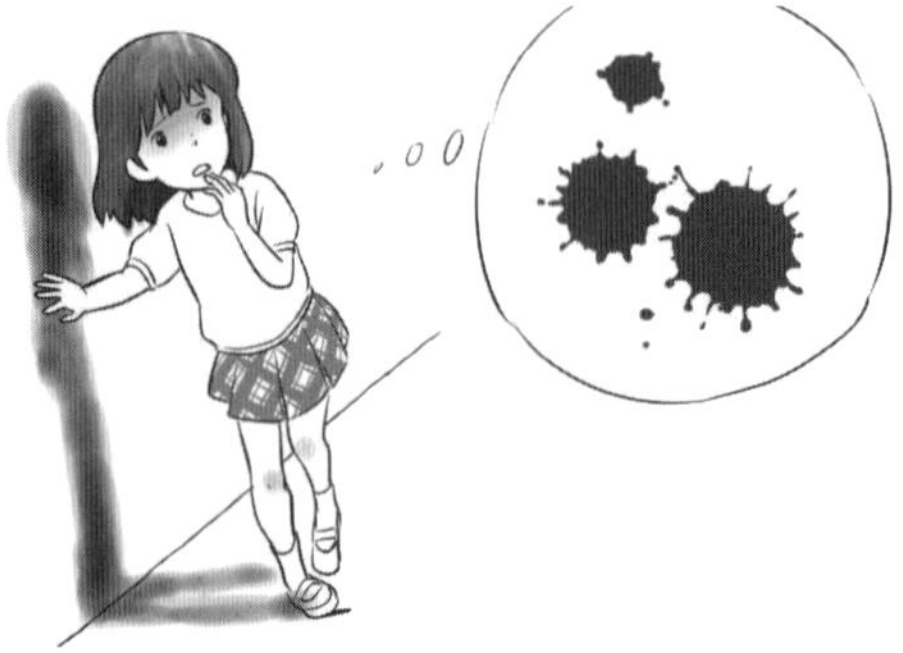

血や傷を思い浮かべる
だけで青ざめる

状を持続する傾向があります。恐怖症的な状況への恐れは、広場恐怖と対照的に、動揺する傾向はなく、固定しています。

3 病因

❶統計で見る有病率と発症率

広場恐怖の生涯有病率は、西欧では2～3%程度ですが、わが国での調査では1%以下でした。また、西欧ではパニック障害を伴うものの方がやや多く、日本ではほぼ半々という結果でした。前述の通り、広場恐怖はパニック障害との関連なしでは語ることができず、病因もほとんど重複すると考えられています。本章では特定の恐怖症を中心に説明し、パニック障害の病因については第2章に譲りたいと思います。

特定の恐怖症の生涯有病率は7・2～11・3%とされ、子どもの発症率は、調査により1・3～12%とさまざまです。小児期発症の恐怖症の多くは自然に軽快していきますが、大規模疫学調査によれば、成人期に症状を残している恐怖症のほとんどが、小児期の発症だとされており、重篤な恐怖症は小児期に現れるといえるでしょう。しかし、特別なパニック発作でもない限り、特定の恐怖症のみを理由に専門家の助けを求める人は少なく、罹患者の30％にも満たないといわれています。

❷精神分析から見る恐怖症の原因

恐怖症の原因は、さまざまな立場から議論されていますが、もっとも古典的とされているのは精神分析的な理論です。古典的な精神分析によれば、恐怖症は個人の内界に生じた不安を、特定の外界の対象や状況に置き換えることで発症すると考えられます。同時に、恐怖の対象は無意識的な願望の対象であるともされています。

精神分析の創始者であるフロイトに、馬にかまれたり、馬が倒れたりする恐怖のため、外出できなくなった5歳の少年ハンスについての有名な論文があります。そこでは、馬は父親の代理であり、少年が父親を恐れ、無意識にその死を願ったことが、馬恐怖に置き換えられたとされました。この症例は特定の恐怖症にあたるものですが、広場恐怖に関しても、広場は性的冒険や誘惑の場所を意味し、患者の無意識にひそむ性的欲望への恐れが広場恐怖を発症させる、とする理論が提示されています。

❸学習心理学から見る恐怖症の原因

学習心理学の立場からは、恐怖は新奇、突然、強烈といった刺激の組み合わせにより誘発され、学習理論によって獲得されるとされています。たとえば、ヘビのような新奇、突然、強烈な刺激は恐怖を引きおこし、それにくりかえし暴露されて恐怖を体験することや、逆にそれを回避して症状を避けることで、恐怖は強く条件付けされていきます。

さらに、ヘビへの嫌悪や恐怖を他者から見聞きしたり警告されたりすることが、恐怖を裏打ちするというものです。広場恐怖においても、外出を回避することで、逆に恐怖はますます強化されていきます。

❹認知理論から見る恐怖症の原因

認知理論の立場からは、恐怖症患者は「こういう状況は回避しないと、何か恐ろしいことがおこってどうすることもできなくなるだろう」といった誤った信念を抱く傾向があり、「自分は弱くて傷つきやすく、ストレスに耐えられない」と感じていることが多いとされています。

また、「周囲の人々すべてから愛され承認されなければならない」との確信が強く見られることも報告され、それらが恐怖を獲得していく過程において、複雑に影響していることが示唆されています。

❺その他の病因から見る恐怖症の関係

臨床の場では、自閉症スペクトラム*（広汎性発達障害）と診断された子どもに、恐怖症が見られることがよくあります。彼らのもつ、予測がつかないことへの不安や、記憶を生々しく保持する能力、認知面での独特さ、こだわりなどが、恐怖症を発症するきっかけとなったり、治癒を困難にしたりしていることが考えられます。

また、恐怖の対象または状況には、高所や毒をもつ生物など、人類の進化のある過程で実際に危険であったものや、危険を代表していたものがふくまれる傾向があることから、恐怖症の発症には、人類に共通した生来性の資質が影響しているともいわれています。

特定の恐怖症には、家族性*が指摘されているものがあります。とくに、「血液・注射・外傷型」に、強い家族性が明らかになっていますが、「動物型」と「状況型」でも関連が示されています。それらをふまえて、生物学的な立場からは動物モデルでの研究が行われており、恐怖の学習に対する脳の扁桃体中心核をふくむ神経

＊**自閉症スペクトラム**：発達障害のひとつで、症状が軽い人たちまで含めると、約100人に1人いると言われている。状態像は年齢や知的障害の有無、症状の程度などによって非常に多様。児童期の特徴の一部としては「場の雰囲気を読めない」「友だちとのかかわりが一方的である」などの社会的な障害や「予定変更が困難」「同じ服しか着ない」などのこだわりなどがあげられる。

＊**家族性**：特定の病気がある家族（家系）に集中して発生すること。遺伝的なものとほぼ同じ意味だが、100％遺伝するわけではない。

回路の機能や、生来性の恐怖に影響する基底外側の機能、それらを調整する脳内伝達物質のことなどが知られるようになり、本人がもつ生物学的な脆弱性についても、いくつかの仮説が立てられるようになってきています。

最後に、一過性の特定の恐怖症について説明します。子どもは成長していくなかで、複雑な認識力と抽象的な思考過程を獲得していきますが、不安や恐怖の体験はそれらの獲得の証拠だとする意見があります。危険の想起ができない段階では、動物を見ても本当の意味での恐怖を感じないでしょうし、鬼などの超自然現象への恐怖も、抽象的な思考ができないうちは起こらないでしょう。

発達が進んでいくと、かつての恐怖を上手く処理できるようになる代わりに、発達の段階に見合った次の恐怖が現れます。恐怖をもち、それを克服する経過が、子どもにとって成長促進的に働く側面もあるといえるでしょう。

2歳児の大半に見られる音への恐怖は、6歳ではほぼ消失し、空想上の恐怖に移行するとされ、6歳までの子どもの半数以上に見られる動物恐怖や暗闇恐怖は、15歳児ではほとんど認められないことが報告されています。思春期に入った後も恐怖をもち続けるとすれば、一般にその対象はしだいに明確なものから、とらえどころのないものに変化していきます。そうなるほど、将来の精神科的リスクが高まるとされています。

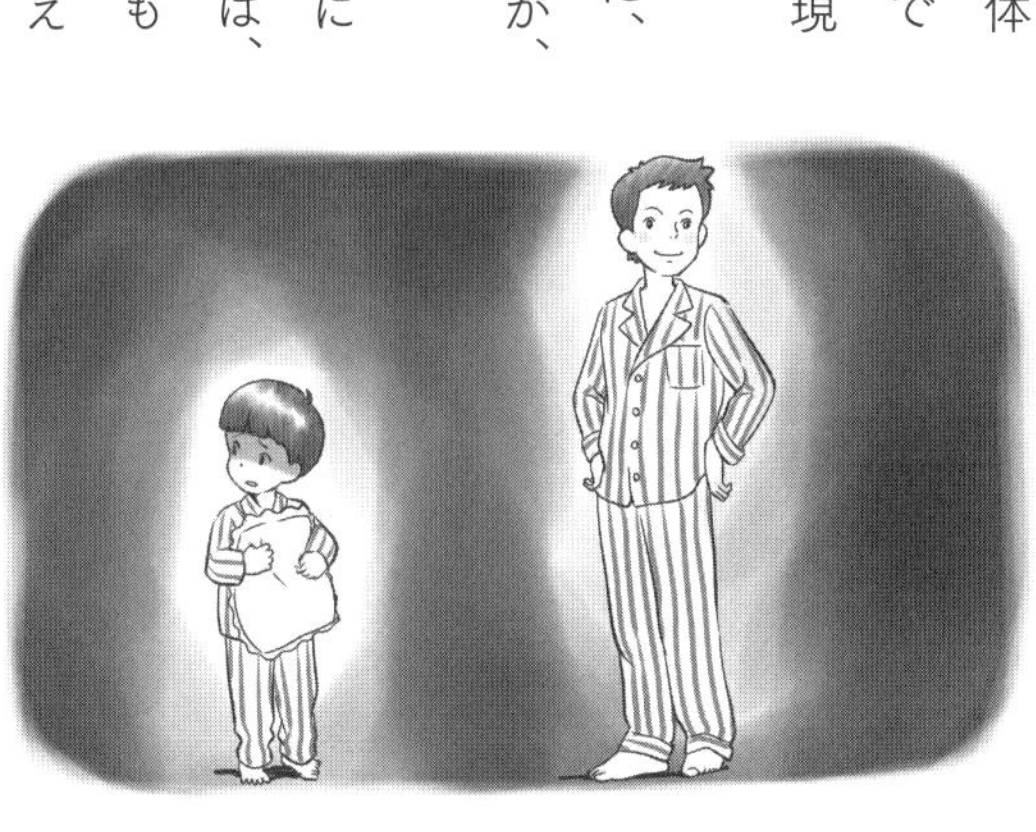

一過性の特定の恐怖症の例として、6歳くらいの頃は暗闇を怖がっていたが、15歳くらいになると暗闇も平気になる

4 治療

恐怖症の治療は、行動療法や認知療法のように恐怖を直接緩和しようとするものと、精神分析のように恐怖の下に横たわる原因を除去しようとするものとに大別されます。認知行動療法、認知療法、薬物療法、精神分析的精神療法、森田療法についてそれぞれ説明します。

❶認知行動療法

現在、もっとも有効とされているのは、認知行動療法（Cognitive-Behavioral Treatment：ＣＢＴ）です。これは、恐怖の対象や状況に実際に子どもをおいてみたり、体験させる（これを暴露とよびます）ことによって、対象が実際は恐怖に値しないことを理解させ、その状況を落ちついて受け入れることで、対象に慣れさせるというものです。

病因の項で述べたように、本人は恐怖を学習してしまっているので、治療においては、恐怖の獲得過程を逆の条件づけで行うことによって、症状の軽減を目指します。なぜ恐怖を感じるようになったのかを、学習理論の立場から理解することが治療効果を高めるため、心理教育の後に暴露を受けることが望ましいとされています。

暴露にあたっては、単独で行うこともありますが、モデリング（模倣）と呼ばれる、恐怖を感じていない第三者を観察し、自分でもまねをして一緒に暴露を受ける方法がよく知られています。

また、深く筋肉をリラックスさせる訓練をした後に、徐々に段階づけて恐怖の対象や状況を想像していく系統的脱感作法という方法もあります。一般的には何度かのセッションをくりかえして段階的に恐怖を克服していきますが、近年ではＯＳＴ（One Session Treatment）といわれる、心理教育を合わせた3時間程度の治療が、高い効果を上げることが報告されています。暴露の方法として、映像などを使用したバーチャルなものが使われることも増えてきています。

❷認知療法

認知療法は、最悪の結果をあれこれ思い悩んだり、外界のできごとをすべて自分と関連づけたり、物事の危険な側面ばかりに目が行ったり、根拠なく悲観的な結論をすぐに出したり、一時的な状況を永遠に続くように決めつけて考えるといった、患者の認知の歪みを面接のなかで修正していこうとするものです。

思考パターンのセルフモニタリングや、考え方のロールプレイをすることなどが行われています。主に認知行動療法の補助療法として行われますが、相応の思考能力が必要とされ、一般に対象は中学生以上に限られます。

❸薬物療法

特定の恐怖症に対して、薬物療法の効果を示す証拠となる報告はほとんどありません。ベンゾジアゼピン系の抗不安薬がときに試されますが、安定した効果は期待できないようです。パニック障害や社交恐怖に有効なＳＳＲＩ（選択的セロトニン再取り込み阻害薬）といわれる抗うつ薬で効果が見られたという報告もありますが、症例報告のレベルにとどまっており、一般的とはいえないでしょう。

広場恐怖に関しては、パニック発作と関連する例が多いことから、ＳＳＲＩの効果が期待できるといえます。あらかじめＳＳＲＩを服用して発作を制御したうえで、少しずつ実際に外出してみるなどの、薬物療法と認知行動療法を組み合わせた治療が行われています。

❹精神分析的精神療法

精神分析的精神療法では、恐怖の対象や状況を直接取り扱うのではなく、置き換えられて見えなくなっている本当の恐怖の対象を、面接をくりかえすなかで探っていくことになります。

58ページに述べたハンス少年の例では、恐怖の対象がじつは父親であるということを、フロイトを通じて父が理解し、少年への対応を工夫したことが、治癒に大きな影響を与えました。精神分析は、本人が治療についていきにくい場合もあるとされ、時間も要しますが、とくに難治例においては著しい効きめを示すことがあるといわれています。

さらに、通常の精神療法やカウンセリングも、恐怖症によって自己イメージを損ない、自信を失って幼児的な退行を示す場合や、発達の偏りが症状に影響している場合には、本人を勇気付けたり、苦痛について訴えやすくしたり、発達評価にもとづいて周囲が環境を整備できたりといった意義があると考えられます。

❺森田療法

日本独自の治療法として森田療法*といわれるものがあります。これは、およそ2～3カ月間の入院による加療で、まず絶対《ぜったい》臥褥《がじょく》と言われる個室で終日過ごす時

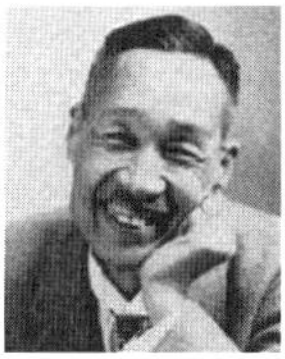

***森田療法**：1919年に東京慈恵会医科大学精神神経科初代教授の森田正馬（もりたしょうま、精神医学博士　1874～1938年）が作り出した神経症に対する精神療法。森田自身はこの療法を「神経質の療法」「余の特殊療法」「自覚療法」「自然療法」「家庭療法」「作業療法」などと命名していたが、後に森田の名前を冠して森田療法と呼ばれるようになった。森田療法の基本的な考え方は、①不安・恐怖、あるいは私たちの苦悩は生きる欲望ゆえに起こると理解する、②それらの不安、恐怖、苦悩にとらわれ、それを取り除こう、それから逃げようとすると不安、恐怖、苦悩はますます強くなる、③そのとらわれる心のあり方を問題とする、④従ってとらわれの打破を治療の目標とする、⑤そのためには不安、恐怖、苦悩そのものを受容することと生きる欲望の発揮を重視する（あるがまま）、の5つ。

期を経て、しだいに散歩などの軽作業から、畑仕事などの中作業へと進めていく一種の生活療法です。毎日、日記の指導を受けることも特色の1つです。

治療可能な施設は限られていますが、「とらわれをなくす」といった東洋的な思想を根底にもつ治療で、戦前より一定の成果が報告されており、国際的にも知られています。おもには思春期以降、成人を対象とした治療法ですが、思春期の子どもと親を対象とした「親子療法」も紹介されています。

5 家庭や学校に求められる配慮

すでに述べたとおり、恐怖症は正常な発達過程でも見られ、多くは自然に解消されていきます。しかし、恐怖症の子どもは、たとえ表面上は元気でも内向的なタイプが多いとされており、恐怖によって非常につらく、孤独な体験をしていると想像されます。

また、家庭や学校で怖がりを冷やかされたり、回避によって活動に参加できなかったりすることは、自信の喪失や対人関係のトラブルなど、恐怖症による二次的な障害につながる可能性があり、慎重な対応や環境調整*が不可欠です。

＊**環境調整**：家庭や学校など、子どものまわりをとりまく環境を、本人が適応しやすいように変化させること。人が対応を変えることもふくむ。

治療の項で説明したように、恐怖の対象や状況への暴露は、症状を改善させる可能性がありますが、暴露にあたっては必ず、本人の意欲や治療者との信頼関係がなくてはなりません。もし失敗して恐怖を再度体験してしまった場合は、学習理論により恐怖が強化されることにつながるため、家庭や学校で行う場合は、単なる叱咤激励にならないよう厳重な注意が必要です。

また、親の過保護が回避行動や不安を駆りたてる行動のモデルとなったり、厳格な養育環境が直接に不安をつくり出したり、また、子どもをなだめられないことにより不安が強まったりなど、親子の相互作用のさまざまな側面が恐怖症に影響を及ぼしているとされています。親の養育態度や家族環境の修正は、症状によい影響を与えることが期待できるでしょう。

たとえば、幼児期からいつも母親に「犬はこわいのよ」とくりかえし聞かされてきた人は、ちょっとほえられただけで強い恐怖感を感じ、それが心的外傷性の体験やパニック発作に結びつきやすくなることが考えられます。恐怖症の発症や悪化を防ぐためには、日常から親や教師が恐怖の対象や状況について、必要以上に子どもに恐怖を植えつけたり強化したりしないよう心がけた言動が求められます。

特定の恐怖症を経過観察していくにあたっては、恐怖の対象が増加したり、と

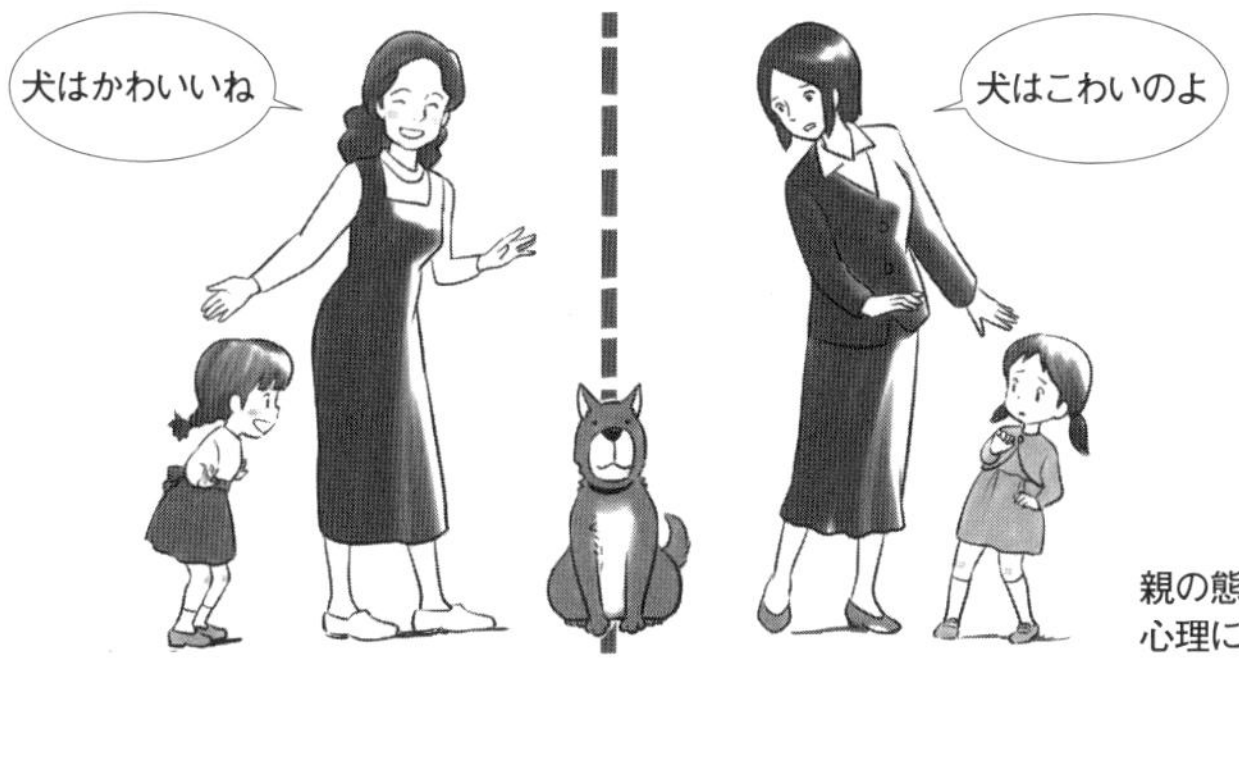

親の態度は子どもの
心理に影響を与える

らえどころがないものになった場合は注意が必要です。また、小学校高学年になっても激しい動物恐怖を示すなど、発達段階にそぐわない場合や回避行動が固定化した場合は、専門家への相談を検討してもよいでしょう。

　子ども時代に恐怖の体験は誰にでもあるものですが、それを乗り越えることが本人の自信となり、さらには別の弱さをもつ他者への共感の育成につながることを祈りたいと思います。

　恐怖の克服にあたって、周囲の大人がやさしく見守ってくれ、あたたかい手を差し伸べてくれた、という思い出を懐かしむことができる子どもが、1人でも増えることを願ってやみません。

第4章

社交恐怖

（社交不安障害）

1 概念

❶社交恐怖の基本的な特徴

子どもの社交恐怖（社交不安障害）は、不登校、ひきこもりとの関連が深く、これらの問題を理解するうえで欠かすことのできない精神障害の1つです。日本の精神科医は早くから対人恐怖に関する臨床研究に取り組んできましたので、本書では対人恐怖と社交恐怖との関係についても整理しておきたいと思います。

社交恐怖（social phobia）は、ICD-10（国際疾病分類・第10版[1]）では恐怖症性不安障害、DSM-Ⅳ（精神疾患の診断と統計の手引き・第4版[2]）では不安障害のなかに位置づけられています。

社交恐怖の基本的な特徴は、「恥ずかしい思いをするかもしれない社会的状況または行為状況に対する顕著《けんちょ》で持続的な恐怖、恐怖の対象となるような社会的状況への暴露によって不安反応が誘発されること」です。不安が誘発されるような社会的状況に対しては事前に回避することが多いとされていますが、回避せずに恐怖感を耐え忍んでいる場合もあります。

DSM-Ⅳには、「重症な例では、学校を中退したり、失業しても就職面接がいやで仕事を探そうとしなかったり、友達がいなかったり、（中略）まったくデートしようとしなかったり、または家族の中に閉じこもっていたりする」というケースが記載されています。

DSM-Ⅲ（１９８０年）まではsocial phobia（当時は社会恐怖と翻訳されていました）という用語のみが用いられていましたが、DSM-Ⅳ（１９９４年）からは社会不安障害（Social Anxiety Disorders：SAD）という用語が併記されるようになりました。日本でも社交不安障害の用語が用いられることも増えてきており、現在は社交不安障害と呼ばれることが多くなっています。

❷対人恐怖の概念と分類

わが国では、社交場面や対人交流の場面で、強い緊張感や不安感、恐怖感を抱き、日常生活に困難をきたすような病態を「対人恐怖」と呼び、１９２０年代から臨床研究の対象としてきました。森田正馬*は、神経質の１つの種類である「強迫観念症」の代表的な病態として赤面恐怖や「みずから人前を気にすることを恐怖する」羞恥《しゅうち》恐怖などを位置づけ、これ以後、対人恐怖の臨床研究や精神病理学的研究は森田学派を中心に発展しました。[3,4,5] 読者のみなさまのなかにも森田療法と

*森田正馬、森田療法：65ページ参照。

いう治療方法について聴いたことがあるという方は多いと思います。

対人恐怖は、症状の内容や症状が発現する状況などに応じて、以下のように類型化されてきました。

●**症状の内容にもとづいた分類**――赤面恐怖、視線恐怖、表情恐怖、体臭恐怖、自己視線恐怖、吃音《きつおん》恐怖、ふるえ恐怖、発汗恐怖、頻尿・頻便恐怖、醜形《しゅうけい》恐怖など

●**症状の発現状況にもとづいた分類**――大衆恐怖、演説恐怖、朗読恐怖、談話恐怖、電話恐怖、長上《ちょうじょう》恐怖、交際恐怖、会食恐怖、嘔吐恐怖など

その後、対人恐怖はさらに広範な病態をふくむ疾患としてとらえられるようになりました。DSM-Ⅳの診断カテゴリーに準拠すれば、社交恐怖、全般性不安障害、強迫性障害のほか、身体醜形障害、妄想性障害、回避性パーソナリティ障害、境界パーソナリティ障害などに加えて、重症例では統合失調症の一部と重複するまでに疾患概念が拡大したため、以下のような方法で分類・概念化されてきました。

●**「対人恐怖症定型例／確信型対人恐怖」**――自分に欠点（たとえば、自分の臭い、視線、表情、容姿などに関して）があり、そのために周囲の人たちに迷惑をかけたり、嫌な思いをさせていると確信しているようなタイプ

●**「対人恐怖症軽症例／緊張型対人恐怖」**――現在の社交恐怖に相当するタイプ

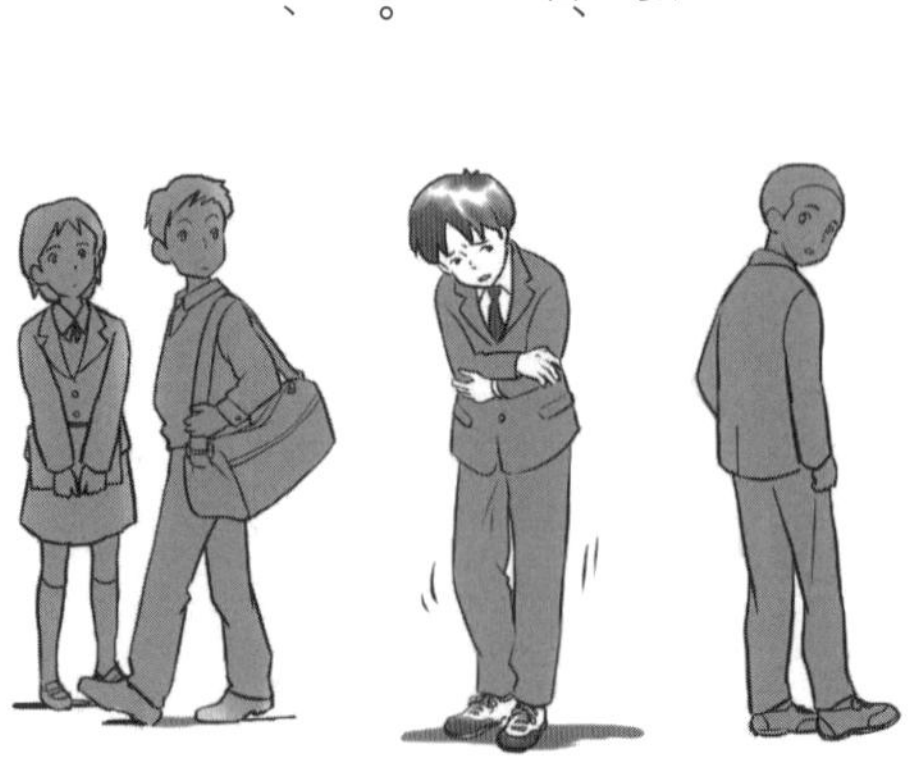

周囲の視線を恐怖に感じる

また、病理水準によって分類する方法もあります。

- ●第一群：青春期に一時的に見られる群
- ●第二群：恐怖症段階にとどまる群（現在の社交恐怖に相当）
- ●第三群：関係妄想を帯びている群（重症対人恐怖症とも呼ばれ、上記の確信型対人恐怖に相当）
- ●第四群：前統合失調症症状や統合失調症回復期に見られる群

❸対人恐怖の文化的側面

対人恐怖は従来から社会や文化のあり方と密接に関連した病態、いわゆる文化結合症候群としてとらえられる傾向がありました。たとえば、ＤＳＭ-Ⅳでは社交恐怖の解説のなかで対人恐怖についてとりあげ、「恥ずかしい思いをすることに対してではなく、他の人に不快感を与えることに対して非常に強い持続的な恐怖を抱くことがあること、こうした恐怖は、赤面、視線または体臭が他の人を不快にさせるのではないかという強い不安の形をとる場合がある」と述べ、日本や韓国の文化的特徴であるとしています。

たしかに、対人恐怖は日本の臨床場面では日常的に見られますし、日本人に親和性の高い病態のようにも思われます。他の国からの研究報告が少なかったこともあって、対人恐怖は日本や韓国などに特有の精神医学的問題であり、それは「自己主張よりも他者への配慮、周囲への心配りを重んじ、周囲に迷惑をかけないことを美徳とする社会や文化の影響が強く影響している」という認識が広く共有されてきました。

しかしその後、ＤＳＭ－Ⅲで社交恐怖が１つの診断カテゴリーとしてとりあげられたことを契機として欧米でも大規模な疫学研究が行われるようになったことで、諸外国においても発症率の高い疾患であること、西欧諸国でも同じような病態を示す事例が少なくないことが明らかになってきています。

❹正常と異常

子どもがある状況を怖がることは必ずしも異常なこととはいえません。むしろ自らの安全を確保するための本能といえるかもしれません。よく知らない人がいるような状況で行動することを躊躇《ちゅうちょ》したり、緊張したり、あがることは一般的によくあることです。内気というだけで異常と判断することもひかえるべきですし、日常生活に深刻な障害が生じている場合にのみ社交恐怖と診断されるべきです。ＤＳＭ－Ⅳでは、子どもの場合、後述するような症状・状態が６カ月以上にわたって持続している場合にのみ、社交恐怖（社交不安障害）と診断することになっています。

2 症状・特徴

❶DSM-Ⅳにおける診断基準

DSM-Ⅳにおける社交恐怖の診断基準を表4-1に示します。DSM-Ⅳでは、社交恐怖の診断基準に「子供の場合は……」と付記することで、子どもの社交恐怖の特徴を示しています。たとえば、「恐怖の対象となる社会的状況でほとんど必ず不安反応が誘発される」という項目においては、「子どもの場合は、泣く、かんしゃくを起こす、立ちすくむ、よく知らない人と交流する状況から遠ざかるという形で恐怖が表現されることがある」という注釈がついています。

同様に、成人の場合は恐怖が過剰であり、「こんなことを、これほど怖いと感じるなんて」といった不合理さを本人自身が認識しているのに対して、子どものケースではそのような認識をもっていない場合があることも付記されています。

また、小さい子どもの場合、慣れない社会的状況で極端に憶病に見える場合があること、知らない人との接触に尻込みし、集団の遊びに参加することを拒絶し、

表 4-1　社交恐怖の診断基準（DSM-Ⅳ）

A. よく知らない人達の前で他人の注視を浴びるかもしれない社会的状況または行為をするという状況の1つまたはそれ以上に対する顕著で持続的な恐怖。その人は、自分が恥をかかされたり、恥ずかしい思いをしたりするような形で行動（または不安症状を呈したり）することを恐れる。

注：子供の場合は、よく知っている人とは年齢相応の社会関係をもつ能力があるという証拠が存在し、その不安が、大人との交流だけでなく、同年代の子供との間でも起こるものでなければならない。

B. 恐怖している社会的状況への暴露によって、ほとんど必ず不安反応が誘発され、それは状況依存性、または状況誘発性のパニック発作の形をとることがある。

注：子供の場合は、泣く、かんしゃくを起こす、立ちすくむ、またはよく知らない人と交流する状況から遠ざかるという形で、恐怖が表現されることがある。

C. その人は、恐怖が過剰であること，または不合理であることを認識している。

注：子供の場合，こうした特徴のない場合もある。

D. 恐怖している社会的状況または行為をする状況は回避されているか、またはそうでなければ、強い不安または苦痛を感じながら耐え忍んでいる。

E. 恐怖している社会的状況または行為をする状況の回避、不安を伴う予期、または苦痛のために、その人の正常な毎日の生活習慣、職業上の(学業上の)機能、または社会活動または他者との関係が障害されており、またはその恐怖症があるために著しい苦痛を感じている。

F. 18歳未満の人の場合、持続期間は少なくとも6カ月である。

G. その恐怖または回避は、物質(例：乱用薬物、投薬)または一般身体疾患の直接的な生理学的作用によるものではなく、他の精神疾患(例：広場恐怖を伴う、または伴わないパニック障害、分離不安障害、身体醜形障害、広汎性発達障害、またはシゾイドパーソナリティ障害)ではうまく説明されない。

H. 一般身体疾患または他の精神疾患が存在している場合、基準Aの恐怖はそれに関連がない、例えば、恐怖は、吃音症、パーキンソン病の振戦、または神経性無食欲症または神経性大食症の異常な食行動を示すことへの恐怖でもない。

※全般性　恐怖がほとんどの社会的状況に向けられている場合（回避性パーソナリティ障害の追加診断も考慮すること）

親しい大人のそばに居続けようとすることがあると説明されています。

ＤＳＭ－Ⅳでは、社交恐怖と分離不安障害との鑑別点として、分離不安障害の子どもは自宅で家族と過ごしていれば気持ちは落ちついているのに対して、社交恐怖の子どもは恐怖の対象となる社会的状況が家のなかでおこっても不安が誘発されるとしています。また、広汎性発達障害は他の人と関係をもつことに対する関心が欠如しているという点で社交恐怖とは異なることなどが記載されています。

❷ＩＣＤ－10における社会（社交）恐怖

ＩＣＤ－10では、以下のように説明されています。

「社会恐怖は青年期に好発し、比較的少人数の集団内で（雑踏とは対照的に）他の人びとから注視される恐れを中核とし、社交場面をふつう回避するようになる。他のほとんどの恐怖と異なり、社会恐怖は男女同程度に見られる。これらは、限定していることも（すなわち、人前での食事、あるいは人前での発言、あるいは異性と出会うこと）あるいは拡散して家族以外のほとんどすべての社交状況をふくんでいることもある。人前での嘔吐の恐れが重要なこともある。ある文化内では直接目が合うことが、とくにストレスとなることがある。社会恐怖は通常、低い自己評価と批判されることに対する恐れと関連している。赤面、手のふるえ、悪心《おしん》あるいは尿意頻回を訴えとすることもあり、ときとして、自分の不安の二次的な発現の1つにすぎないものを、一次的な問題と確信している。症状はパニック発作へと発展する可能性もある。回避はしばしば顕著であり、極端に場合はほとんど完全な社会的孤立にいたることがある」

また、ICD-10には、「小児期に特異的に発症する情緒障害」というカテゴリーのなかに「小児期の社交不安障害」という下位分類が設けられており、6歳までに生じた社会的な出会いの回避・恐怖で、子どもの年齢に応じた正常範囲を超え、重大な社会的機能の問題を伴っていることが診断の基準になっています。

3 社交恐怖と不登校・ひきこもり

❶社交恐怖と不登校

子どもの社交恐怖は、幼稚園・保育所への登園しぶりや不登校などの問題として現れることがもっとも一般的であろうと思われます。登園しぶりや不登校の背景要因は個別性が高いので、まずは個々のケースについて、そのメカニズムを明らかにしたうえで、治療方針を策定することが重要です。

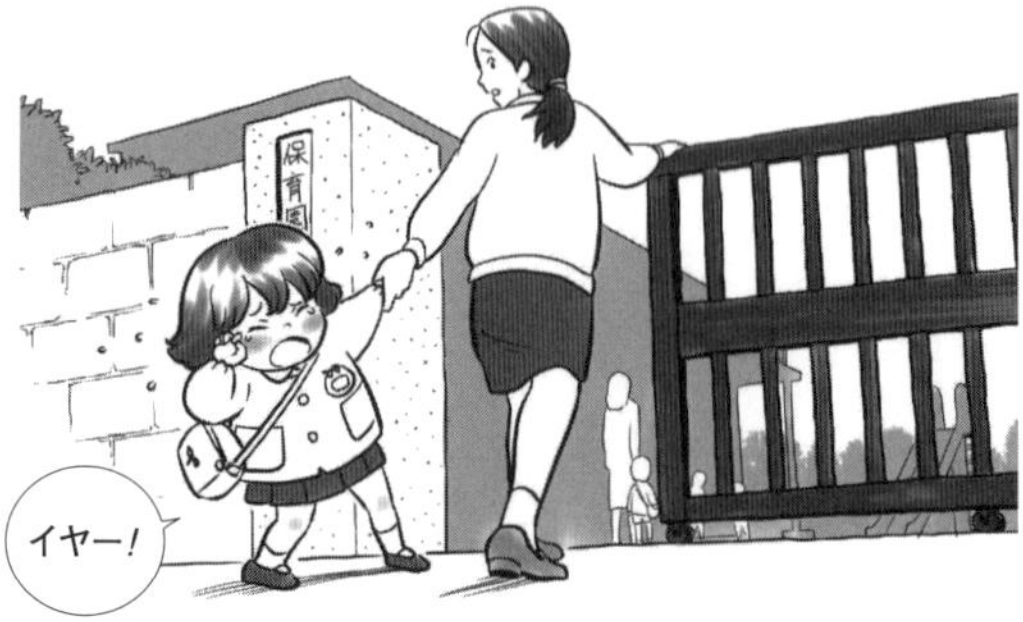

子どもの社交恐怖は幼稚園・保育園への登園しぶりとしてあらわれることもある

クラスの状況や担任の指導姿勢、友人関係などの環境要因が強く関与している場合も少なくありません。自閉症スペクトラム障害や軽度知的障害などの発達障害が重要な背景要因となっていることもありますので、さまざまな可能性を検討してみることが必要になりますが、それらのなかでも、社交恐怖は常に念頭に置くべき精神医学的問題の1つです。

❷社交恐怖と選択性緘黙

社交恐怖が選択性緘黙《かんもく》*の背景要因となっている場合もあります。選択性緘黙は、他の状況（たとえば自宅や家族との場面）では普通に会話ができるのに、学校や家族以外の人と過ごす場面など、特定の状況では話すことができないことを特徴とし、重度の社交恐怖を併せもっている場合には問題が長期化することがあります。

＊**選択性緘黙**：正常な言語能力があるにもかかわらず、学校や学校生活に関係のある人とは話せないという社会的機能の問題。

❸「ひきこもりの評価・支援に関するガイドライン」について

社交恐怖は、思春期・青年期のひきこもり問題とも密接に関連しています。2011年に厚生労働省が公表した『ひきこもりの評価・支援に関するガイドライン[6]』において、ひきこもりは「さまざまな要因の結果として社会的参加（義務教育を含む就学、非常勤職を含む就労、家庭外での交遊など）を回避し、原則的には6カ月以上にわたって概ね家庭にとどまり続けている状態（他者と交わらない形での外出をしていてもよい）を指す現象概念である」と定義されています。

さまざまな精神医学的な問題がひきこもりの原因となり得ますが、社交恐怖は常に念頭に置いておくべき精神障害の1つです。[7] ひきこもったまま刺激にさらされずに過ごしている場合には、社交恐怖の症状が潜在化しやすく、本人の自覚が乏しい場合にはさらに見逃されやすくなります。診察場面だけではとらえきれず、集団場面や社会参加を試みる段階に至って初めて社交恐怖の症状が顕在化するケースがあることにも留意する必要があります。

また、自閉症スペクトラム障害*（広汎性発達障害）をもつ人は、不安障害を併発しやすいことが知られており、これがひきこもりの原因になることがあります。他者の意図や会話を理解すること、あるいは状況や文脈、暗黙のルールをくみ取ることが苦手なために、漠然とした違和感や不適応感、疑心暗鬼な状態が作り出され、対人不安や被害的解釈につながりやすいのではないかと考えられます。

筆者らが取り組んだ研究*では、自閉症の特性がそれほど目立たない子どもでも、就学や引っ越しなどの新しい場面、予想外のできごと、思っていることを伝えたり説明を求められるようなコミュニケーション場面、叱責や批判などの攻撃的な

＊**自閉症スペクトラム障害**：60ページ参照。

＊**近藤直司、小林真理子、宇留賀正二ほかによる研究**：在宅青年・成人の支援に関する研究―ライフステージからみた青年・成人期PDDケースの効果的支援に関する研究―平成20年度厚生労働科学研究（障害保健福祉総合研究事業）「ライフステージに応じた広汎性発達障害者に対する支援のあり方に関する研究」（主任研究者・神尾陽子）、2008

刺激にさらされるような場面を怖がる傾向がある子どもの場合は、ひきこもりが生じやすいことが示唆されています。

4　病因・原因

大規模な疫学研究から、ある疫学研究の社交恐怖の生涯有病率は3～13%とされています。10代半ばの発症が典型的ですが、小児期から極端に人見知りなどの形で生じていることもあります。強いストレスや恥をかいた体験がきっかけになって急に発症することもありますし、徐々に症状が強まってくるケースもあります。持続性の経過をとることが多いといわれていますが、成人期に症状が軽くなったり、消失することもあります。

ある特定の病因・原因を特定することはできません。多くの精神疾患と同様に、遺伝や体質による素因と環境要因との相互的な関係のなかで生じることが考えられます。たとえば、ドパミン、ノルエピネフリン、セロトニンなど、神経伝達機構の異常を示す知見が得られていますし、画像研究からは扁桃体を中心とした脳内ネットワークが恐怖の認知や不安の表出に深くかかわっていることが明らかにされています。

また、家族研究や双生児研究からは、ある程度の遺伝的要因の関与があると推測されていることから、辱めを受けることや恥をかくことなどに敏感な素因というものがありそうですが、その後、よい体験を重ねることで発症のリスクは減るかもしれません。対照的に、素因の影響は弱くても、その後、他者や外界に恐れを抱くような体験が多ければ、発症のリスクは高まるかもしれません。

森田正馬*らによる神経質概念では、自己内省的で物事を気にしやすく、完全主義・理想主義的傾向をもつ人がなんらかの誘因によって自己の身体的・精神的な変化に過剰に注意を集中させ、そのことによってさらに感覚が鋭意になるという「感覚と注意の交互作用（精神交互作用）」によって対人恐怖症状が発展・固定化すると説明されています。

5 治療

❶薬物療法

社交恐怖の薬物療法として、かつては抗不安薬が多く使われていましたが、有

***森田正馬**：65ページ参照。

効性が不安定であること、脱抑制と呼ばれる気分の高揚やイライラなどが生じやすいこと、連用による依存性が懸念されることなどから、現在はＳＳＲＩ（選択的セロトニン再取り込み阻害薬）やＳＮＲＩ（セロトニン・ノルアドレナリン再取り込み阻害薬）が第一選択とされています。これらは、従来の三環系抗うつ薬と比べて副作用が格段に少なくなっており、使いやすい薬剤です。

❷精神療法的アプローチ

一般的な児童・思春期精神科の臨床では、学校や友人関係で不安や怖さを感じる場面、緊張が高まる状況などをていねいに聴き取り、そのつらさに共感しつつ具体的な対処方法について話し合ったり、少量の薬物療法を併用しながら、子どものがんばりを肯定・承認し、可能であれば、一歩ずつ先へ進むことを励ますような対応から始めます。

専門的な精神療法的アプローチとしては、精神分析的な観点に基づいた子どもと家族へのアプローチのほか、系統的脱感作療法や偏った認知の修正を図る認知療法*、リラクセーションと暴露療法*（エクスポージャー）を併せた系統的脱感作療法などが主流になってきています。

系統的脱感作療法とは不安感・恐怖感が誘発されるような場面をイメージし、

＊**認知療法**：63ページ参照。
＊**暴露療法**：62ページ参照。

リラクセーションによって解消するという心の作業パターンを身につけ、社会的状況と不安の強さに応じて作成した不安階層表に沿って、徐々に強い不安を誘発する社会的状況に対処できるようにステップアップしていく方法です。不安階層表の一例を図４－１に示します。

近年、子どもに対しても、こうした精神療法的アプローチが適用される機会が増えていますが、これらは言語的なやりとりによって成立するアプローチです。言語化の能力が充分に獲得されていない子どもに対しては、遊戯療法*、描画療法・箱庭療法*などの非言語的な精神療法が選択されることもあります。

6　家庭や学校に求められる配慮

❶環境を整えること

まずは、子どもが苦手な刺激の少ない場を保証することや、具体的で理解しやすい情報提供など、外界への恐れが緩和され、安心して過ごせる環境を保証することが優先されます。無理強いは禁物です。

また、わからないことや苦手なことに周囲が気づき、さりげなく支援の手を差

図４－１　不安階層表の一例

100 点	授業中、音読をする
90 点	日直で号令をかける
80 点	教室で１日過ごす
70 点	班で給食を食べる
60 点	一番後ろの席で４時限目まで授業を受ける
50 点	保健室で自習する
40 点	放課後、職員室までプリントをもらいに行く
30 点	夕方、犬の散歩に行く
20 点	郵便受けの新聞を取りに行く
10 点	ベランダに出て洗濯物を取り込む

＊**遊戯療法**：20ページ参照。

＊**描画療法・箱庭療法**：21ページ参照。

し伸べることで、子どもが周囲の支援に期待できることを実感できるようなかかわりが望まれます。

❷親子関係に生じる悪循環

不安障害全般に共通していえることですが、親子の相互作用によって子どもの不安がさらに高まったり、固定化することがあることが指摘されています。たとえば、(1)親の過保護によって子どもの回避行動が固定化する、(2)厳格すぎる養育が子どもを不安にさせる、(3)子どもの不安を和らげるようなかかわりができず、さらに子どもの不安が強まる、といった場合です。[8]

怖がりな子どもと養育者との間に生じやすい2つの悪循環を指摘し、注意を促している専門家もいます。[9] 1つ目は、養育者が過保護になり過ぎる結果、子どもの自己効力感が育たないパターン、2つ目は、養育者が行動や社会参加を強要することで、子どもの怖がりをさらに増強させてしまうパターンです。つまり、過保護になり過ぎるのも、不安を克服させようと無理をさせ過ぎるのも、どちらもよくないというわけです。

難しいことではありますが、家族や学校関係者は、自分たちの働きかけと子どもの反応を振り返り、いずれかの悪循環が形成されていないかを確認する姿勢が

2つの悪循環

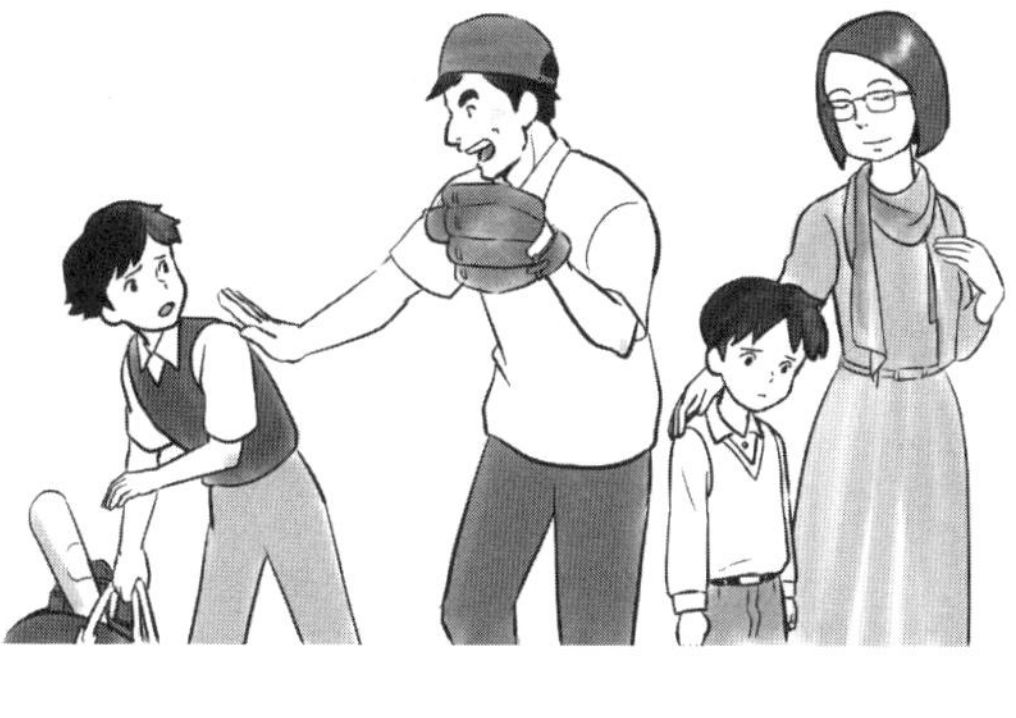
①母親が過保護で、子どもの自己効力感が育たない
②父親が苦手な活動を強要すると、子どもが怖がるようになる

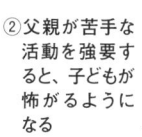

必要です。もし、どちらかの悪循環が形成されていると思われるときには、これまでのはたらきかけを少し緩めてみることが必要です。ただし、「逆の悪循環を起こさない程度に」です。

7 的確なアセスメントの重要性

社交恐怖は、不登校・ひきこもりを理解するうえで欠かすことのできない精神障害の1つです。社交恐怖が背景にあることに気づき、適切な治療を受けることで不登校・ひきこもりが解決するケースも少なくありません。

ただし、不登校・ひきこもりの背景要因は複雑です。的確な治療方針を策定するためには、本人の心の問題と同時に、環境要因についての的確なアセスメントが重要であることを強調しておきたいと思います。

第５章

全般性不安障害

1 概念

不安は、人間にとって必須の感情であり、私たちの日常生活に欠かせない感情でもあります。本章では、そのような不安が全般性に出現することを主な特徴とする、全般性不安障害について述べていきたいと思います。

不安とは対象のない恐怖のことであり、漠然とした恐れの感情です。私たちは生きている限り生活上の問題、死や病気などの健康に関する問題を避けて通ることができず、それに伴って、必ず不安を感じる生き物です。そのような意味で、ある程度正常範囲の不安は人間にとって必須の感情といえますが、正常範囲を逸脱するような〝病的な不安〟は、感じる人にとって苦痛となり、なんらかの対処を必要とします。

また、不安はさまざまな身体疾患や精神疾患でも出現します。不安障害では、そのような不安が直接、あるいは形を変えて表面に現れてきますが、全般性不安障害では、その不安がそのままの形で現れることを特徴とします。

そのような全般性の不安という症状は不安神経症を概念化したフロイトによっ

ても記述されていますが[1]、１９８０年のＤＳＭ－Ⅲ（精神疾患の診断と統計の手引き・第３版）[2]において、初めて全般性不安障害（Generalized Anxiety Disorder：ＧＡＤ）という用語が用いられるようになりました。また、１９９６年のＤＳＭ－Ⅳ（精神疾患の診断と統計の手引き・第４版）[3]において、過剰不安障害（overanxiousdisorders：ＯＤＡ）が全般性不安障害にふくまれて概念の統一化が図られ、それ以後全般性不安障害に関する多くの研究報告がなされるようになりました。

2　症状・特徴

❶症状

全般性不安障害では、広範に及ぶ過度な不安を特徴とします。その対象は日常生活上のさまざまなこと、たとえば、災害や天候、病気、学業面、友人関係、家族のこと、将来のこと、自分の容姿に関することなどに幅広く及びます。また多くの場合、動悸《どうき》、発汗、めまいなどの身体症状を伴います。子どもの患者では、養育者に対して頻回に安心や保証を求めてくることもあります。

全般性不安障害では、このような多彩な精神的・身体的症状が持続して存在します。そして、このような症状のために苦痛を感じ、日常生活にも支障が及び、子どものなかには登校が困難となったり、自宅から外出できなくなるなどの行動面への影響が出現するケースも出てきます。

❷疫学

発症は20～30歳代に好発すると考えられ[4]、子どもの患者は少ないとされています。成人の患者においてはやや女性に多いといわれていますが[5]、子どもの場合には男女では同じ程度と報告されています[6]。

筆者の勤務する都立小児総合医療センター児童・思春期精神科の外来診療統計では、２０１０年４月から２０１１年３月までに受診した患者１３１８名のうち、ＩＣＤ－10[7]（国際疾病分類・第10版）にもとづく主たる診断名を１つとりあげてみると、Ｆ４（神経症圏）の患者は２５４人（19・３％）、そのうち全般性不安障害と診断されたのは５名（男子３名、女子２名）（０・４％）で、年齢は11歳から15歳まで分布していました。

❸併存疾患

全般性不安障害はそれ単体で診断されるよりも、他の精神疾患と併存することが知られており、成人の場合では、大うつ病性障害、パニック障害、社会不安障害、アルコール依存[8]などが報告されています。

児童思春期年齢においても、他の精神疾患との併存が認められることが多く、分離不安障害（第1章参照）やうつ病[9]、注意欠如／多動性障害（AD／HD）[10]などとの併存が報告されています。

❹診断と評価

診断に際しては、本人からの問診が基本ですが、子どもの患者では言語化能力が未熟なことも考慮して行う必要があります。また全般性不安障害の患者では著しい不安から、初対面の大人に対して自らの症状を適切に話すことが困難である場合も少なくありません。したがって、全般性不安障害が疑われる子どもと面接する場合には、子どもが安心して話をすることができるように配慮が必要です。また、本人だけでなく養育者からの情報の聞き取りが重要となることはいうまでもありません。

操作的な診断基準であるICD-10[11]やDSM-IV-TR[12]における診断基準を示します（表5-1、表5-2）。これらは子どもに特化しているわけではないことに注意が必要ですが、ICD-10とDSM-IV-TRともに子どもの患者を診断

患者は少なくとも数週、通常は数カ月、連続してほとんど毎日、以下の不安の一次症状を示している。

(a) 心配（将来の不幸に関する気がかり、「イライラ感」、集中困難など）
(b) 運動性緊張（そわそわした落ち着きのなさ、緊張性頭痛、振戦、身震い、くつろげないこと）
(c) 自律神経性過活動（頭のふらつき、発汗、頻脈、あるいは過呼吸促迫、心窩部不快、めまい、口渇など）

小児では、頻回に安心させる必要があったり、繰り返し身体的訴えをすることがあるかもしれない。

他の症状、とりわけ抑うつが一過性に（一度に付き2、3日間）出現しても、主診断として全般性不安障害を除外することにはならないが、患者はうつ病エピソード（F32）、恐怖性不安障害（F40）、パニック障害（F41.0）、あるいは強迫性障害（F42.）の診断基準を完全に満たしてはならない。

表5-1 全般性不安障害の診断基準（ICD-10）

表 5-2　全般性不安障害の診断基準 (DSM- Ⅳ -TR)

A.（仕事や学業など）多数の出来事または活動についての過剰な不安と心配（予期配慮）が、少なくとも６カ月間、起こる日の方が起こらない日よりも多い。

B. その人はその心配を制御することが難しいと感じている。

C. 不安と心配は、以下の６つの症状のうち３つ（またはそれ以上）を伴っている（過去６カ月間、少なくとも数個の症状が、ある日の方が無い日より多い）。

注：子供の場合は１項目だけが必要。

(1) 落ち着きのなさ、又は緊張感、又は過敏。

(2) 疲労しやすいこと。

(3) 集中困難、または心が空白になること。

(4) いらだたしさ。

(5) 筋肉の緊張。

(6) 睡眠障害（入眠または睡眠を続けることが困難、又は落ち着かず熟睡感のない睡眠）

D. 不安と心配の対象が一障害の特徴に限られていない。例えば、不安又は心配が、（パニック障害のように）パニック発作が起こること、（社会恐怖のように）人前で恥ずかしくなること、（強迫性障害のように）汚染されること、（分離不安障害のように）家庭または身近な家族から離れること、（神経性無食欲症のように）重大な疾患があること、によるものではない。また、その不安と心配は外傷後ストレス障害の期間中にのみ起こるものでもない。

E. 不安、心配、または身体症状が臨床上著しい苦痛、または社会的職業的な重要な領域における機能の障害を引き起こしている。

F. 障害は、物質（例：乱用薬物・投薬）または一般的な身体疾患（例：甲状腺機能亢進症）の直接的な生理学的作用によるものではなく、気分障害、精神病性障害、または広汎性発達障害の期間中にのみ起こるものではない。

する際を念頭においた注意書きが記載されています。

現在ＤＳＭ-Ｖの作成に向けての作業が進められていますが、ＤＳＭ-ＶにおいてはGeneralized Anxiety Disorderという診断名から、Generalized Anxiety and Worry Disorder（ＧＡＷＤ）という名称とされ、細部に関してもＤＳＭ-Ⅳとの相違点があるようです。[13]

不安に関連した評価スケール＊が海外ではいくつかありますが、わが国で標準化されているものはありません。

全般性不安障害では全般性不安を主症状とするため、不安の内容や強さ、そのような不安が出現するようになった時期を聴取していきます。全般性不安障害で見られる全般的な不安の訴えは、他の精神疾患でも観察されることがあります。たとえば、統合失調症やうつ病、他の不安障害などでは、一見すると全般性不安障害と同様の訴えが見られることがあります。また、先に述べたように、全般性不安障害では他の精神疾患を併存することが知られており、併存疾患があればその治療や支援も必要となります。したがって、不安だけに注目するのではなく、他の精神症状に関する評価も必要です。

また、子どもは成長して発達していく存在であり、年齢に応じたさまざまな発達の課題に直面した際に、不安を訴えることも少なくありません。そのような子

＊スケール：Multidimensional Anxiety Scale for Childrens (MASC)[14]、the Screen for Child Anxiety Related Emotional Disorders (SCARED)[15]、the Spence Children's Anxiety Scale (SCAS)[16]、the Revised Child Anxiety and Depression Scale (RCADS)[17]、the Pediatric Anxiety Rating Scale (PARS)[18]などがある。

どもの成長や発達と不安の訴えに関連がないかどうかを評価する必要があります。そして、不安の行動面への影響を評価します。不安のために外出が困難となって不登校となっていれば、教育面への支援も必要となります。

先に述べたように、全般性不安障害では身体症状の訴えを伴うことがあるため、精神科や児童精神科を受診する前に内科や小児科を受診している場合もありますが、身体疾患の可能性についても評価が必要です。その場合は既往歴や身体診察、検査などを行います。児童精神科や精神科で一般的に行われる検査は血液検査、頭部画像検査（ＭＲＩ・ＣＴ）、脳波などですが、必要があれば小児科や内科などの専門科の医師に診察を依頼します。

本人をとりまく家族や学校など、環境要因についての評価も必要です。たとえば、養育者の養育態度が過保護・過干渉であれば、子どもの不安への耐性は低くなる可能性があります。また、両親の離婚や別居といったできごと、家庭の経済的な困窮などは子どもにとっては不安を引きおこす一因となる可能性があります。

これらの情報を総合的に判断して診断・評価することは、その後の治療や支援を考えていくうえで重要なものとなります。ただし、1回の面接で多くの情報を得ようと、次々に質問することは子どもにとっては苦痛ですし、養育者にとっても心理的な負担となるので、十分な配慮が必要です。

経過は症例によってさまざまですが、慢性化する傾向が強く、本人の性格や周囲の環境、ライフイベントなどによっても左右されると思われます。

3 病因・原因

近年全般性不安障害に関しても、その生物学的な理解が進み、さまざまな知見が蓄積されるようになっています。それらからは、感情表現に関係する神経ネットワークの障害が想定されており、扁桃体[19,20,21]、腹外側前頭前皮質[22,23,24,25,26]、前帯状皮質[27]などが関連しているのではないかと報告されていますが、正確な原因ははっきりとは解明されていません。恐らくそのような生物学的な背景に加えて、本人の生来的な性格やストレス耐性、養育環境、環境要因などが影響して症状の発現に至ると考えられます。

また全般性不安障害では、発病に際して具体的な発病の契機がはっきりとしないケースも少なくありません。

4 治療

まず、治療者に最初に求められるのは、対象となる子どもとの治療関係を構築することです。言語的なやりとりが困難な場合や、自らの症状について適切に表現することができない場合もあります。養育者への働きかけやサポートも必要となるため、養育者との関係構築も重要となります。また、全般性不安障害は慢性に経過することが多いため、焦らず、粘り強く治療的なかかわりを続けていく姿勢が求められます。

子どもの精神科治療は、通院しながら行う外来治療が原則ですが、外来での治療が困難であれば入院治療を行うこともあります。以下、子どもの精神科で用いられることの多い精神薬理学的アプローチと精神療法的アプローチの概略と、実際に入院治療を行った症例を提示します。

❶精神薬理学的アプローチ

近年、全般性不安障害に関する薬物療法に関して多くの知見が集められるようになっています。抗うつ薬の一種であるSSRI（選択的セロトニン再取り込み阻害薬）であるフルボキサミン[28]、セルトラリン[29]、Fluoxetine（日本では未承認[30]）などの有効性が報告されています。SSRIは効果が現れるまでには2週間、場合によっては3～4週間程度かかります。SNRI（セロトニン・ノルアドレナリン再取り込み阻害薬）であるVenlafaxine（日本では未承認[31]）の有効性も報告されています。

　これらのSSRIやSNRIといった抗うつ薬は比較的長期間安全に使用できることが報告されていますが、未成年者に対する抗うつ薬投与では、賦活症候《ふかつしょうこう》群《ぐん》*（アクティベーション・シンドローム）をきたすケース、希死念慮《きしねんりょ》（死にたいという思い）が出現するケースもありますので、定期的な医師の診察と周囲の大人の注意深い観察が必要です。

　抗不安薬であるベンゾジアゼピン系の薬物に関しては、未成年者の使用では依存形成や逆説的反応などの危険性から、使用を短期間にとどめることや常用を避けるなどの注意が必要です。

❷精神療法的アプローチ

　先に述べたように、全般性不安障害では本人の性格傾向に加えて環境要因が働き、内的な葛藤や不安のために現実世界に適応できなくなっている状態に陥って

＊**賦活症候群**：抗うつ薬の副作用の一種であり、不安、焦燥、不眠、易刺激性、衝動性亢進などがあらわれる。

いると考えられます。したがって、そのような状態から再び現実世界に適応できるように働きかけていくことが必要となります。

もっとも基本的なのは、支持的な対応です。また学校や家庭における環境要因の影響が大きければ環境調整なども必要となります。近年では、小児期の全般性不安障害に対する認知行動療法*（CBT）の有用性が報告されています[32,33,34,35]。ただし、児童思春期年齢の症例では認知行動療法に対する動機づけが困難であったり、言語的なやりとりが困難なために導入が難しい症例も少なくありません。その場合には、遊戯療法*のような非言語的な手段を用いることが必要となります。

＊**認知行動療法**：21、37、62、121ページ参照。

＊**遊戯療法**：20ページ参照。

❸入院治療

外来での治療が困難であったために、入院治療に移行した症例を紹介します。

症例3 重度の全般性不安から自宅にひきこもっていたC君の入院治療経過

初診時13歳の男の子、C君。乳幼児健診ではとくに発達の遅れを指摘されたことはなく、また、学校生活や日常生活でもとくに問題なく過ごしていました。

小学校4年生の頃から、テレビニュースの事件や災害などを見ると「自分もそうなるのではないか」と過剰に心配するようになり、自分は大丈夫だろうかと母親に何度も確認するようになりました。学校でもテストの点数が悪かったらどうしよう、学校にいるあいだに母親に何かあったらどうしよう、といった不安も出現してきました。

5年生になってからは家の外に出ることを怖がるようになり、学校への登校もできなくなってしまいました。さらに、自室から外に出ることも怖がるようになり、排便や排尿も自分の部屋でするようになりました。

13歳（中学1年生）のときに、対応に困り果てた母親が何とかC君を部屋から連れ出してB病院の精神科を受診し、その日から入院治療が開始されました。

入院当初は個室に入室しましたが、不安げな表情で、質問にも適切に応えることが困難だったため、まずは本人が自室で安心して過ごせるように、医師や看護師は受容的・保護的に接しました。また、薬物療法としてSSRIの服用を始めました。

少しずつスタッフとのコミュニケーションがとれるようになってからは、C君と相談して身のまわりのできることや行動範囲を少しずつ増やしていくように働きかけ、「最初は看護師さんと一緒にやってみて、次はA君自身がやって……」といったように、段階的に課題に取り組んだ結果、徐々に日常生活がスムーズに送れるようになっていきました。

最初は病棟内の他の子どもたちとの交流も怖がっていましたが、行動範囲が広がるにつれて自然と遊びを通して交流するようになり、個室から4人部屋へと移動することになりました。病棟内の日課活動や院内の集団作業療法などの活動を通して、達成感や自信もついたようです。

長期間不登校になっていたため、院内学級への登校も開始しました。担任の支えもあって、積極的に登校を継続しました。自宅への外泊も開始しましたが、以前のような不安を訴えることもなく過ごすことができるようになってきたため、地元の教育機関と連携をとり、退院後は適応指導教室に通うように調整しました。

約6カ月の入院治療を終えて、無事退院となりました。退院後は自宅で過ごしながら適応指導教室に通い、とくに大きな不安を訴えることなく経過しています。

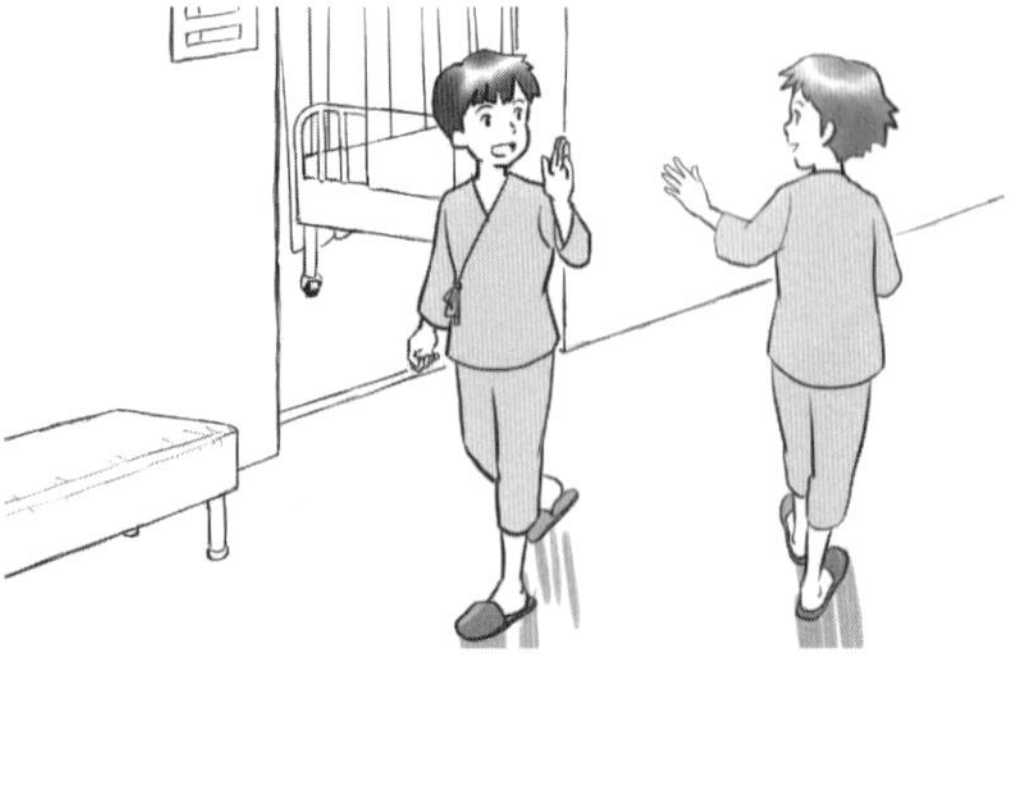

病棟内で他の子と
ふれあうC君

5 家庭や学校に求められる配慮

全般性不安障害以外の精神疾患にも同じことがいえますが、子どもたちは大半の時間を家庭や学校で過ごすことになるため、周囲の大人のサポートはきわめて重要になってきます。全般性不安障害に関しては、まずは疾患についての理解を深めるとともに、不安が強いことを理解し、焦らせず、本人が安心して行動できるような環境調整や配慮が求められます。

児童精神科や精神科で治療を受けている場合には、治療内容や注意すべき点などを学校や家庭である程度共有しておく必要があるでしょう。

第6章

心的外傷後ストレス障害（PTSD）

1 概念

心的外傷後ストレス障害は、生死にかかわるような危険を体験したり目撃したりすることにより強い恐怖を感じ、それが心の傷（心的外傷＝トラウマ）となって何度も思い出されて苦しむ、という障害です。１９８０年にアメリカ精神医学会の発行した診断基準「精神障害の診断と手引き第３版」（ＤＳＭ－Ⅲ）、から心的外傷後ストレス障害（Post-Traumatic Stress Disorder：ＰＴＳＤ）と正式に概念化されました[1]。当時のアメリカではベトナム戦争から帰還した兵士たちの多くが本人の望まない嫌な記憶がよみがえってくること、感情的に麻痺し、その嫌な記憶を呼び覚ますような場所、物、人を避けること、さまざまな刺激に過敏になり集中できなかったり忘れっぽくなったりすることの３つの症状を共通して訴えたため、正式に概念化されました。

ＰＴＳＤと考えられる最初の学術的な報告はアメリカ独立戦争の頃にされています。当時の兵士たちに今でいうＰＴＳＤのような症状が認められ、循環器症状を伴うケースが多いことから、“Soldier’s Heart”（兵士の心臓）と呼ばれました[2]。

その後、第1次世界大戦では“Shell Shock”（shell＝「塹壕《ざんごう》」への砲撃が原因でなるショック状態）と呼ばれ、後々、“War Neurosis”（戦争神経症）、第2次世界大戦では“Combat Fatigue”（戦闘疲労）等と呼び名は変化していますが概念としてはほぼ同様のものです。[3]

もともとは上記のように成人、とくに「兵士」に見られる疾患概念だったのですが現在では一般社会での心理的ストレス、たとえば地震や津波等の自然災害、暴力、性被害、生命をおびやかす疾患、侵襲的*な医療手技、そして交通事故などの体験および目撃によって年齢性別を問わず同様の状態が引きおこされると考えられています。日本では阪神淡路大震災、地下鉄サリン事件の後に多く報告されました。また、最近では児童への長期的な心理身体的もしくは性的虐待が成人後にＰＴＳＤ様の症状を引き起こすことから“Complex Trauma”（複雑性トラウマ）[4]、“Combined-type Trauma”（複合型トラウマ）[5]といった概念も登場しています。

＊**侵襲的**：患者に大きな負担がかかる検査や処置。

2 症状・特徴

❶症状

現在精神科でもっとも多用されている診断基準は世界保健機関（WHO）が発行しているICD-10[6]（国際疾病分類・第10版）とDSM-Ⅳ-TR[7]（精神疾患の診断と統計の手引・第4版用修正版）です。詳しい診断基準については成書をご参照いただくとして、その2つを元に症状を解説していきます。

PTSDは誰にでも苦悩、恐怖、無力感をもたらす生死にかかわるようなできごと、たとえば自然災害、事故、戦闘、拷問《ごうもん》、暴行、強姦《ごうかん》などを体験、目撃、もしくは直面した後に下記の3症状群が出現することで診断されています。

(1)トラウマの再体験

そのできごとをくりかえし再体験します。すなわち本人が望まないのにもかかわらずくりかえしそのできごとが思い返され（侵入的回想＝フラッシュバック）、そのできごとの夢を見ることもあります。または子どもの場合は遊びのなかでくりかえしそのできごとが再現されたりもします。

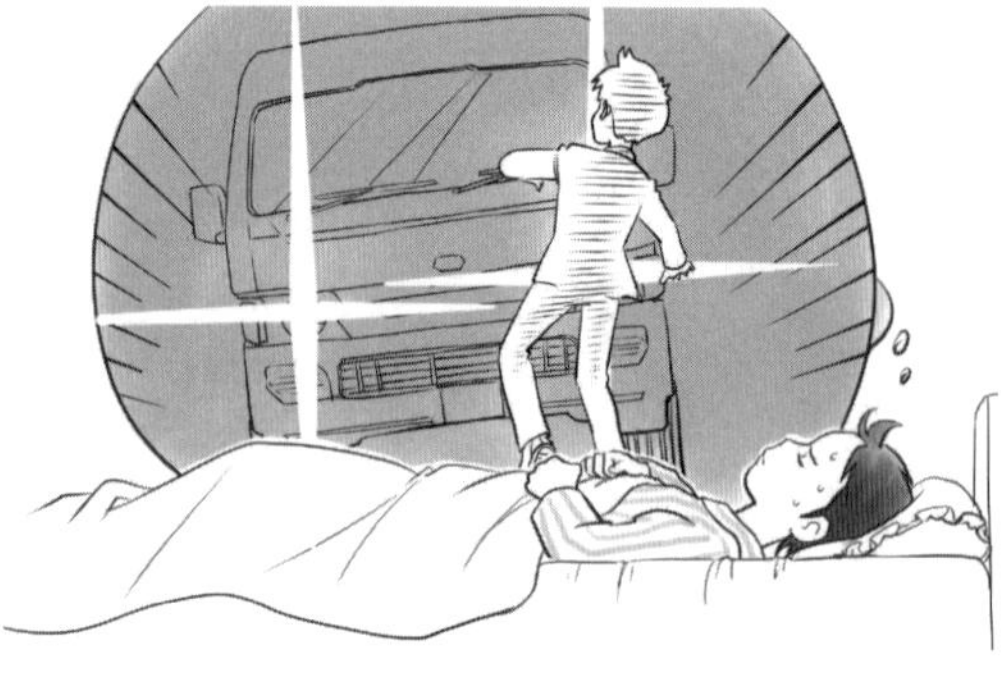

おそろしかったできごとを
くりかえし夢に見る

⑵感情の麻痺および回避

感情および思考が麻痺《まひ》し、常にそのできごとを思い返させる活動、場所、状況を避け、そのできごとの重要な部分を思い出せなくなります。そして孤独感を感じ、興味意欲および将来への希望を失います。

⑶過覚醒

さまざまな刺激に過敏になり、怯《おび》えたり怒ったり暴力的になったりと過剰な反応を示します。また、不眠、いらだちに加え、集中できなかったり忘れっぽかったり、いままでできていたことができなくなったりもします。子どもの場合はまとまりのない興奮した行動を示すこともあります。

加えて不安、抑うつ症状、そして希死念慮《きしねんりょ》（死にたいと思うこと）もまれではなく、自分が自分ではない感覚、いろいろなことを忘れる、どこかへふらっといなくなってしまう、体の一部が動かない、視野が狭くなるなどの解離《かいり》症状、パニック発作（狭い空間などで息苦しくなり、不安に押しつぶされるような発作）、さらには幻覚や妄想《もうそう》を認めることもあります。しかし、ＩＣＤ-10ではＰＴＳＤの本質は⑴の「トラウマの再体験」にあるとしています。⑵⑶は抑うつ症状としてもとらえることができ、ＰＴＳＤ特有の症状ではないのです。じつにＩＣＤ-10、そしてＤＳＭ

-Ⅳの改訂版DSM-Vではストレス因による抑うつ状態をPTSDと同じ枠に分類しています。

DSM-Ⅳ-TRでは発症後1カ月以内に治癒するものを「308・3*急性ストレス障害」とし、1カ月以上続くものを「309・81心的外傷後ストレス障害」としています。ICD-10では数日で治癒《ちゆ》するものを「F43・0急性ストレス反応」とし、経過がそれ以上長いものを「F43・1外傷性ストレス障害」としています。また、DSM-Ⅳ-TRではそのできごと自体の「量的」な記述は「1度から数度」なのですが、ICD-10では「短～長期間持続する状況でも心的外傷とする」、としていて前述の“Complex Trauma”（複雑性トラウマ）[8]、“Combined-type Trauma”（複合型トラウマ）[9]といった概念につながります。それらの概念はDSM-Ⅳ-TRの改訂版であるDSM-Vで診断基準の1つとなることが考慮されています。更に、ICD-10では「ストレスの多い体験から数十年経て発症するものはF62・0破局的体験後の持続的人格変化とする」と、PTSDの恒久的な人格への影響を示唆しています。

❷子どもにおける特徴

前述のようにPTSDの概念は成人での症状を主体としてつくられています。

＊DSMの精神障害分類コード。

それを子どもに当てはめることは容易ではありません。とくに年少児になればなるほどその乖離《かいり》は顕著になります。Scheeringaらは幼児と児童のトラウマ時の現象について調査し独自の診断基準を作成しました。[10] そこではトラウマの再体験、感情の麻痺《まひ》および回避、過覚醒の3症状に加えて「不安や怒り」という症状が設定されており、新たに生じた不安、新たに生じた怒り、新たに生じた分離不安（保護者から離れることの不安）、トイレに1人で行くことの怖さ、暗闇への恐怖といった項目のうちの1つが当てはまること、としています。

子どもではとくに静かな時間に再体験がおきます。たとえばベッドに入るときなどです。悪夢や夜驚《やきょう》（泣き叫んで目覚める事）、そして暗闇への恐怖も一般的です。さまざまな物への恐怖や不安も増強し、パニック発作もまれではありません。両親との分離不安も強くなり、10代でも両親と同じベッドに入ろうとします。多くの子どもたちはいらだち、両親や友人たちに怒りをぶつけます。退行（赤ちゃん返り）して夜尿を認めたかと思えば衝動的に窃盗、性行動、薬物使用などに走ることもあります。災害で友人を失った場合などは自分だけ助かろうとしたのではないかと思い、助けることができなかったことに罪の意識をもちやすいことも指摘されています。[11]

心的外傷の元となるできごとの悲惨さは症状の重篤さと正の相関があり、直接の痛みや死に直面した場合により強い症状を認めます。また、そのできごとに直接関係のある対象ほど強い恐怖や回避を引きおこします。たとえば大震災でビルの残骸に閉じ込められ救出された場合などはコンクリート造りのビルを恐れて避けるようになり、木造平屋であればそれほどの不安を感じないといった具合です。一般的な不安や抑うつ症状は時間とともに治っていきますが、そういったある対象への恐怖、回避といった症状は驚くほど長く持続していきます。[12]

また、子どもの場合は家庭内暴力、性的虐待などの「見えないトラウマ」「語られないトラウマ」が多く、気づかれづらい点も留意しておくべきでしょう。

３ 疫学

❶有病率

ＷＨＯとハーバード大学医学部が共同で行った世界精神保健調査の一環として、日本でも川上らが２００２年から１年間、山形県から鹿児島県まで11地域の１６６３人の成人を対象としてＰＴＳＤの調査を行いました。[13] ＤＳＭ－Ⅳを元に診断しＰＴＳＤの１年間の有病率*は０・４％、該当者のうち、重症と診断さ

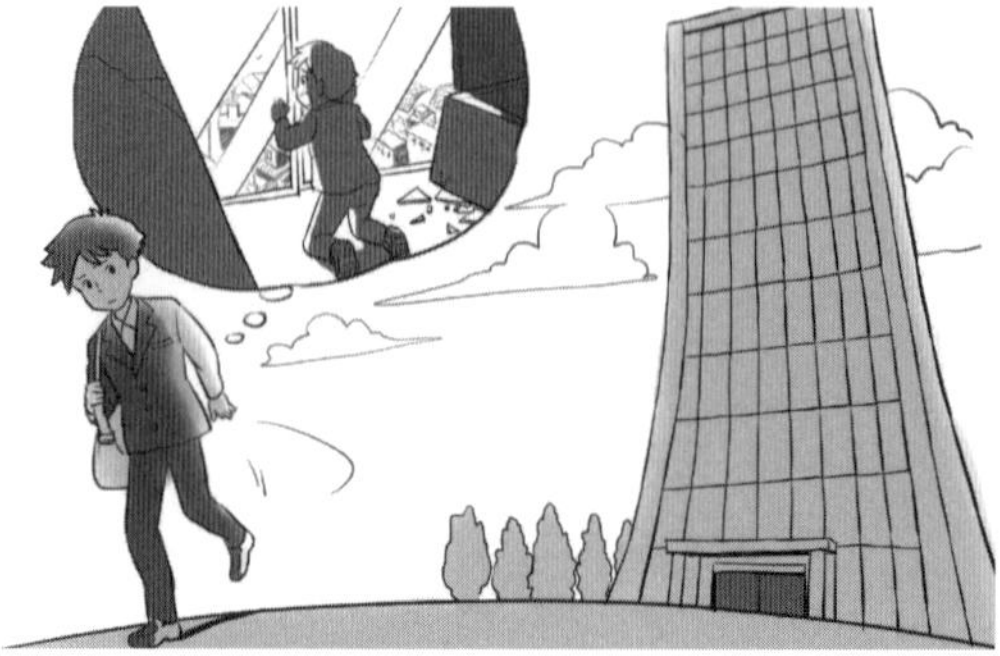

震災で閉じ込められた過去を思い出し、ビルを避けて通る

＊**有病率**：その集団のなかで疾患をもった人の割合。

れたのはそのうちの65・6%でした。一生涯での有病率は1・0%でした。うつ病の1年間の有病率が2・9%なので、けっして少ない障害ではありません。2005年に米国国立精神衛生研究所でKesslerらが行ったアメリカ全土の調査では成人（18歳以上）での1年間の有病率は3・5%、重症と診断されたのはそのうちの36・6%[14]、一生涯での有病率は6・8%[15]と大きな開きがあります。この開きは日本ではかなり重症になるまで精神科受診をしない、という意味なのかもしれません。

❷男女差

興味深いことに1995年にアメリカでやはりKesslerらが行った調査[16]からは一生涯の有病率は7・8%もありました。その時の調査では男女差が調査されていて、心的外傷を受ける率は男性で60・7%、女性で51・2%、そのうちPTSDを発症するのは男性で8・1%（男性全体の4・9%）、女性では20・4%（女性全体の10・4%）でした。心的外傷があってもPTSDを発症するのはごく少数であることがわかります。女性のほうが発症しやすい印象ですが、心的外傷の質が違い、男性は主に戦闘体験や目撃であるのに対して、女性は性被害であることが多く先述の「見えないトラウマ」「語られないトラウマ」であることも関連しているのかもしれません。日本でも心的外傷を受ける率が男性に多く、受けたなかでの発症は女性に多いことは川上らの文献[17]でも指摘されています。

❸子どものＰＴＳＤに関する研究

　子どものＰＴＳＤでは沈没したクルーズ船ジュピター号の生存者たちを追ったYuleらの研究[18]が有名です。１９８８年イギリスの13〜15歳の生徒３９１名が日本でいう修学旅行としてギリシアの島々に出かけたときのことです。出航して15分で別の船に衝突され、ものの40分で沈没しました。残念ながらその事件で生徒１人が亡くなってしまいました。

　生存者のうち２１７名が調査の対象となり、ＰＴＳＤ症状の出現を５〜８年間追いました。沈没後５〜８年以内に１１１名（51・２％）がＰＴＳＤ症状を発症しました。そのうちの30％は発症後１年以内に回復し、34％は５〜８年後の再調査でも症状が認められていました。すなわち全体の約15％（32人）の生存者にＰＴＳＤの症状が、５年以上の歳月を経ても認められていたということです。

　同時に、事件とまったく無関係な87人の生徒たちを対照群として調査しました。そのなかで同期間内にＰＴＳＤ症状が認められたのは３・４％（３人）にすぎません。両者を比較すると、死に直面するようなできごとを体験した後にＰＴＳＤ

の発症が多いことがわかります。しかし、これは子どもがPTSDを発症しやすいという意味ではありません。

２０１０年に米国国立精神衛生研究所でMerikangasらが行った調査[19]では13～18歳での一生涯での有病率は5・0％と成人のそれ（6・8％）に対して低く出ています。性差に関しては女性が女性全体の8・0％、男性が男性全体の2・3％とやはり女性に多い数字が出ています。また年齢が上がるほど有病率が高くなっています。前述のKesslerらが行った成人の調査[20]でも同様の傾向であり、若年が発症リスクとは考えられていません。

症例4　同級生からの暴力でPTSDになった13歳D君

公立中学校2年に在籍し、成績はいまひとつなものの運動好きで明るく優しいD君。級友たちとの関係も良好でみんなに慕われています。柔道部に在籍していて一度クラスで自分が強いことを軽く自慢したことがあり、それを聞きつけた他の生徒が3人の仲間を引き連れてD君のクラスに乗り込んで決闘を申し込んでいます。彼は当然のように決闘を断りますが、連れられてきた3人が周囲を取り囲み、挑戦してきた生徒はD君につかみかかってきました。D君は抵抗しないでいたため床に転がされ、そこに挑戦してきた生徒はD君の顔面めがけてまったく躊躇《ちゅうちょ》なしに目いっぱいの力で足げりを数発入れています。D君は意識を失い、周囲の級友たちは水を打ったように静まりかえっていました。すぐに担任などが駆けつけ、警察が呼ばれました。結局D君は下顎骨2カ所複雑骨折となり2カ月ほどの入院となりました。その間、鼻からチューブを入れて流動食の摂取を余儀なくされています。

退院後強い不眠が現れ、ちょっとした刺激でも眼をさまし、ふとしたきっかけで大泣きする、家族にあたり散らす、自分の言動を忘れてしまう、といったことが増えました。朝起きると嘔吐、下痢、頭痛を頻繁に認め、徐々に登校できなくなっていきました。食事のたびにトイレにこもり、これまでにはなかった弟への暴力も出現しています。

退院後2カ月ほどで精神科受診となり、再体験自体ははっきりと語られていないもののPTSDの可能性が高い、と暫定診断をして抗うつ薬を開始しています。その後1カ月程で睡眠がとれるようになり、スノーボード教室には通えるようになったのですが学校には行けませんでした。日中は同級生に会うのを嫌がり、あまり外出もしません。そのため、退院後半年ほどで母親

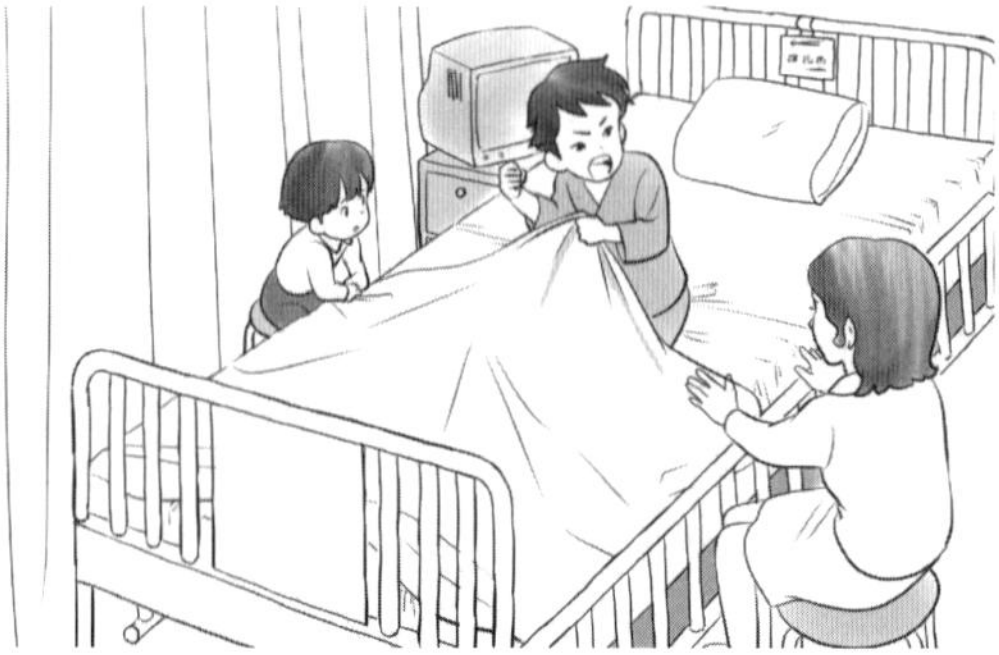

病室で、母親と弟にどなりちらすD君

が引っ越しを決意し、学校も転校しました。しかし新学期が始まってもまったく登校できず、不定期に怒りっぽくなったりめそめそしたりをくりかえしていました。さらに2カ月ほどすると事件の悪夢を見るようになり、日中でも事件の映像が侵入的に思い出される＊ようになっています。その後徐々に登校できるようになり中3の冬にはほぼ症状が消失しています。

4　病因・原因

PTSDのS＝「ストレス」とは常に平常の状態を保とうとする生体に対して、外的な刺激＝ストレッサー、がそれを乱した状態を示しています。また、ストレスに対して生体が平常の状態に戻ろうとする時の反応を「ストレス反応」と言います。PTSDはそのストレス反応が生活のうえで問題となる「障害」となったときに初めて発症と考えられます。

＊**侵入的に思い出される**：不快な記憶や考えが、本人の意志に反して、日常において頻繁に思い起こされ、それ以外のことが考えられなくなってしまうこと。

❶リスクファクター

「なぜ」ＰＴＳＤを発症するのかのメカニズムは未だはっきりとはわかっていません。発症のリスクとしては幼少期に虐待などの心的外傷体験があること、家族や仲間内の精神的なサポートがないこと、女性であること、最近大きな生活の変化（家族の死、結婚、離婚、転勤、出産など）があったこと、精神病の家族歴があること、パーソナリティー障害*をもっていること、大量の飲酒などがあげられています。[21] 子どもの場合は家族や先生、そして友人などとの関係の良し悪しが大きな影響を与えることがわかっています。

❷各種仮説

精神分析*では心的外傷が、解決されていない幼少期の心理的な葛藤を呼び起こすと仮説をたてています。[22] たとえば愛情を充分注いでもらえなかった子どもは愛してほしいその気持ちを心の奥に押しこめ、そんな気持ちはなかったように無表情に振る舞います。そんな子どもが心的外傷を受けると両親との分離不安が増強するといった仮説です。

また、認知行動療法*では心的外傷の気持ちの整理ができない、納得することができないために発症すると考えています。ＰＴＳＤを発症する人はその心的外傷

***パーソナリティー障害**：その人のもともっている性質と育った環境によってあまり一般的ではない対人関係、生活様式をもっていて、なかなか社会適応が難しい人々のことをいう。

***精神分析**：フロイドの創設した精神療法。人は意識することが苦痛な欲望を「無意識」に押し込むことで神経症を発症すると考えた。その欲望を意識させ言語化することで治療しようとした。

***認知行動療法**：21、37、62、121ページ参照。

を思いおこさせるようなものを避け続けるために気持ちの整理ができず、結果として本人の意図しない再体験が続いてしまうと仮説をたてています。[23]

❸生物学的な考察

生物学的にもたくさんの研究があります。Southwickらはベトナム戦争退役軍人のなかからＰＴＳＤを発症している22人とまったく健康な16人の男性の24時間尿中カテコラミン量を調べました。[24] カテコラミンというのは「アドレナリン」に代表される興奮したり緊張したりするときに血中に放出される物質で、脳内では神経細胞間の連絡を司っています。結果は明らかにＰＴＳＤ患者に高い尿中カテコラミン量が認められ、また、そのカテコラミンの量はＰＴＳＤの重傷度合いに正の相関がありました。子どもについてはDe Bellisらが思春期前の18人のＰＴＳＤと診断されている子どもたちと24人の健常な子どもたちの24時間尿中カテコラミン量を調べました。[25] やはりＰＴＳＤと診断されている子どもたちに高い値がはじき出されています。これらの結果はＰＴＳＤと診断されている人は通常の人より常に体そのものも緊張状態であることを示しています。

ストレスがかかるとカテコラミンとは別に「コルチゾール」というホルモンがやはり血中に放出されます。コルチゾールはカテコラミンと同じような作用のほかに炎症を抑える作用などがありストレスと戦うためのホルモンです。Southwickらは成人のPTSD患者の血中コルチゾール濃度を測りました。[26] 結果は、カテコラミンとは反対でPTSD患者の血中コルチゾール濃度は低下しています。そしてコルチゾールを分泌させるような役目をもった他のホルモンが増加していました。ところが子どもでは反応が違い、思春期頃までのPTSD患者では血中コルチゾール濃度が増加していて、その後減少に転ずるようです。[27] コルチゾールが幼少期の心的外傷で過剰に分泌された挙句枯れてしまいストレスに脆《ぜい》弱《じゃく》になる、と仮定すると幼少期の虐待がPTSDのリスクファクターになるという指摘も合点がいくように思います。

Bremnerらは1995年にPTSD患者の海馬（記憶に関係する脳の部位）が健常者より小さいことを報告しました。[28] それ以来もともと海馬が小さいからPTSDになるのか、PTSDになったので海馬が小さいのか、いろいろ議論されていますが現在はっきりした結論は出ていません。

Shinらは2006年にそれまでのPTSDに関するたくさんの脳の研究をまとめました。[29] それによるとPTSD患者では脳の扁桃体と呼ばれる部位の活動が亢進《こうしん》*しています。そして逆に脳の前頭前野という部位の活動が低下し、多くの場合は体積も小さいようです。扁桃体というのは脳の辺縁系《へんえんけい》という情動を司る部位

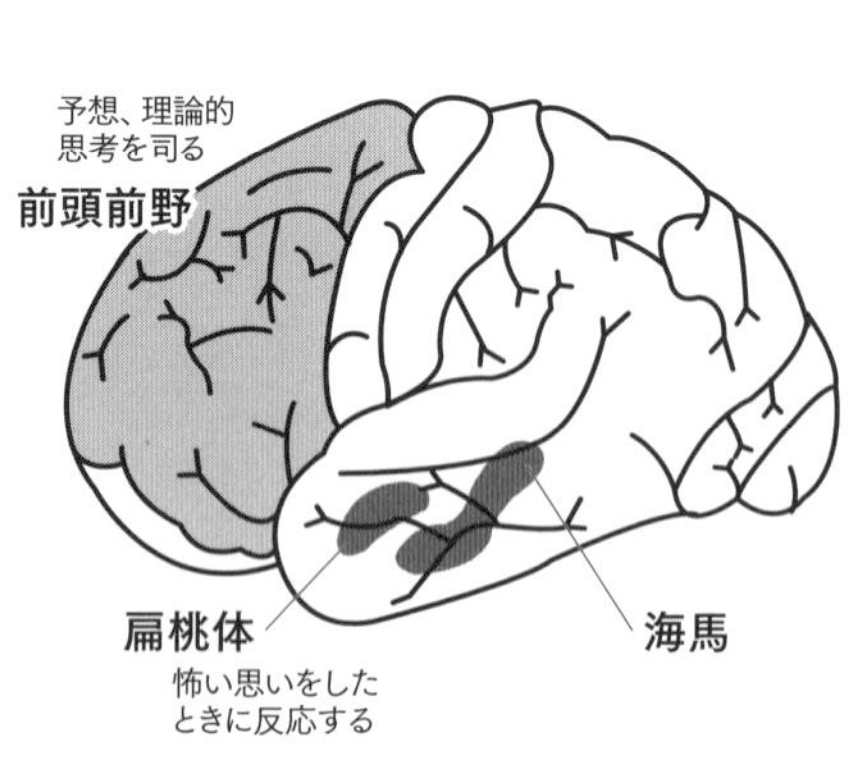

図6-1
脳の部位と活動

***亢進**：活発になること。

の一部で、怖い思いをしたときの反応を受けもっています。そして前頭前野は先を予想して、論理的に考えて問題に対応する機能をもっています。つまりＰＴＳＤ患者では怖い思いをしたときに反応しやすくなっているうえに、その対処をする能力も低下しているのです。

De Bellis らは子どものＰＴＳＤ患者にも前頭前野をふくむ広範囲な脳の小ささが認められ、より早期の虐待およびより長期間の虐待がその脳の小ささと正の相関があることを示しました。[30] ただしその「脳の小ささ」は必ずしも発症前に正常の大きさで、発症後に小さくなった「萎縮《いしゅく》」を意味しているわけではなく、脳の小ささがリスクファクターなのか発症すると脳が小さくなるのかは断言できません。もし「萎縮」するのであれば恒久的な変化、すなわち人格の変化をも意味していて、先にリスクファクターとしてあげた「パーソナリティー障害」の診断もじつは結果なのかもしれません。

5 治療

治療において一番大切なのは「安全、安心を確保すること」です。もちろん食事や睡眠も安心して取れることが大切ですし、本人が望めば体験した「トラウマ」について語れる環境が確保されていることも大切です。そして治療にあたる専門家には、本人や家族、身近な人たちにＰＴＳＤという障害についての正しい理解を促すことが求められます。薬物療法や精神療法も回復の助けになります。たくさんの治療法がありますが以下に主なものをあげてみました。

❶薬物療法

抗うつ薬のなかでもＳＳＲＩ（選択的セロトニン再取り込阻害薬）が安全性、副作用の少なさと効果の高さから第１選択薬となっています。[31] 完全な回復は薬物だけでは望めませんが、対症療法としてある程度の不安が取り除け、苦痛緩和のために大切な治療法です。

❷認知行動療法

心理療法としてもっとも効果があるとされているのが認知行動療法です。認知行動療法では心的外傷の記憶を避けるのではなく安全な治療環境のなかで思い出させ、思い出しても危険ではないことを実感させ、言葉にして理解することによって乗り越えていこうとさせます。そして同時にストレスがかかったときのリラックス方法などを指導してもいきます。とくに有名なものとしては持続エクスポージャー療法（prolonged exposure therapy）があり、アメリカではＰＴＳＤ患者の80％に効果があったという報告があります[32]。

❸精神分析的精神療法

発症原因となったできごとだけではなく、幼少期の心的外傷体験を語ることによる効果はあるとされています。

❹眼球運動脱感作療法（ＥＭＤＲ）

少々特殊ですが、効果が認められている治療法の１つに眼球運動をしながら心的外傷となったできごとを想起させる眼球運動脱感作療法（Eye-Movement Desensitization and Reprocessing：ＥＭＤＲ）と呼ばれる治療もあります。

6 家庭や学校に求められる配慮

心的外傷となるできごとがあった、もしくはそれが疑われて何か子どもの様子がおかしい、と感じたら早めにスクールカウンセラーに相談したり、児童精神科の受診などを考えましょう。どの精神障害でもそうなのですが子どもの場合は典型的な症状ではないことが多く、また言葉にするのも苦手なので専門家だけではなく先生や家族などいろいろな人がかかわって総合的に対策をしていく必要があると考えます。

子どもは両親をがっかりさせたくないので、つらい気持ちや症状を両親には伝えないかもしれません。先生など第三者としてはその子どもと1対1になれる場所で、あまりせっつかずに気持ちを聞いてあげると、両親には言えないことを話し出すかもしれません。

大人は子どもが心的外傷を受けたことに気がつくと、その子を落ち込ませないために、とその心的外傷やつらい気持ちについて触らないようにフタをしてしまうことが多々あります。じつはそうすることによって子どもは大人の意図に従っ

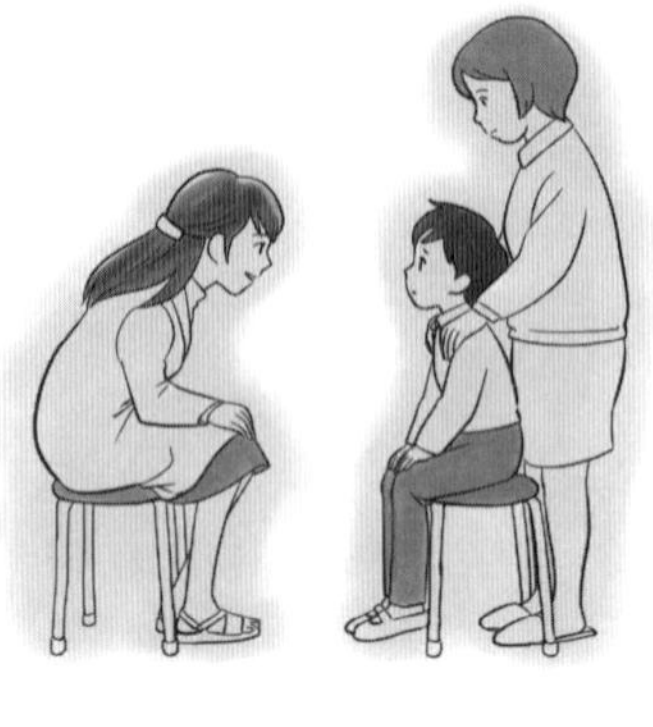

子どものようすがおかしいと感じたら、
専門家に相談してみる

て、話そうとするのをやめてしまうかもしれません。傷口に塩をぬるようなことはいけませんが、事実がなかったように対応するのではなく、あったことはあったこととして受けとめてあげましょう。

そのためにできることとしては、やはり「安全、安心」を保証し、子どもが望めば心的外傷について話せる環境を用意し、それだけのことがあったらいまのような状態になるのは当然のことだ、という共感を示してあげることだと思います。あまり特別なこととして構えず、最終的には人と人の安心できるつながりが回復のベースになると考えます。

最後に昨今はマスコミで「トラウマ」といった言葉が独り歩きしている印象があり、なんでも「トラウマ」となり「だれだれがこうしたからこうなった」的な1対1対応の非常に短絡的な発言を多く見かけます。もちろんいじめや暴力が肯定されるわけではありませんが、いじめや大人のちょっとした不適切な言動すべてがトラウマとなってＰＴＳＤを発症させるわけではありません。ちょっとした不適切な言動を必要以上に責めることによって子どもが人間関係を学習する機会を奪い、社会全体としてお互いがお互いを監視し、何かあればすぐにでも訴えられる非常に住みづらい環境となってしまうことを懸念しています。

あとがきにかえて

子どもの不安障害のうち、分離不安障害、パニック障害、広場恐怖と特定の恐怖症、社交恐怖（社会不安障害）、全般性不安障害、心的外傷後ストレス障害について解説してきました。

執筆は、２０１３年６月の時点で東京都立小児総合医療センター児童・思春期精神科に勤務していた精神科医６名で分担しました。

執筆にあたり、さまざまな資料を読み直したり、過去の事例を振り返ったりすることで、不安と恐怖に苦しむ子どもやそのご家族をどのように支援するべきかを再点検することができたように思います。編著者の責任で全体的な統一を図った部分もありますが、それぞれの執筆者の個性が感じられた方が好ましいように感じられ、大きな修正は加えないことにしました。

いくつかの章で述べられているように、不安や恐怖は人間にとって避けて通れない感情ですし、自らの安全や大切な人の生命を守るために遺伝的・生来的に備わっているものでもあります。また、自らの不安を不安として体験・自覚できることも重要なことです。

たとえば、頭痛や腹痛のために学校に行けないと訴えている子どもは、本当はクラスの人間関係に悩んでいたり、苦手な課題に直面することを不安に感じているのかもしれません。こうした場合には、自分が不安であることに少しずつ気づいていくことが重要な治療課題になるかもしれませんし、自分の感情に気づけるようになることは、その子どもの成長のサインでもあります。したがって、不安や恐怖を単純に「悪いもの」「あってはならないもの」ととらえるべきではありません。

もう1つ、各章の執筆者が、子どもの話に真摯《しんし》に耳を傾けること、そして、子どもとの信頼関係が重要であるということを一様に強調しています。いくつかの症例も提示されていますが、特別な技法を用いているわけでもなく、それほど派手な治療でもありません。しかし、どの症例や文章からも、彼らが堅実でていねいな臨床家であることが伝わってきます。同僚として誇らしい気持ちになったことを付記しておきます。

執筆者を代表して　近藤直司

■参考文献

《第1章》

1）American Psychiatric Association（2000）Diagnostic and Statistical Manual of Mental Disorders, Fourth edition, Text Revision.　高橋三郎ほか監訳（２００２）ＤＳＭ－Ⅳ－ＴＲ 精神疾患の診断・統計マニュアル、医学書院

2）World Health Organization（1992）The ICD-10 Classification of Mental and Behavioural Disorders : Clinical descriptions and diagnostic guidelines.　融道男ほか監訳（１９９３）精神および行動の障害―臨床記述と診断ガイドライン、医学書院

3）Rutter M & Tayler E（2002）Child & Adolescent Psychiatry. Fourth Edition. Blackwell Science.　長尾圭造・宮本信也監訳（２００７）児童青年精神医学、明石書店

4）石川信一（２００９）「子どもの認知行動療法」、こころの科学１４４、日本評論社

5）Bowlby J、黒田実郎訳（１９９７）母子関係の理論Ⅱ　分離不安、岩崎学術出版社

6）Barker P、山中康裕・岸本寛史監訳（１９９９）児童精神医学の基礎、金剛出版

7）井上令一・四宮滋子監訳（２００４）カプラン臨床精神医学テキスト、メディカル・サイエンス・インターナショナル

《第2章》

1）Biederman J, et al.（1997）Panic disorder and agoraphobia in consecutively referred children and adolescents. Journal of the American Academy of Child and Adolescent Psychiatry ; 36 : 214-223

2）厚生労働省「みんなのメンタルヘルス　パニック障害・不安障害」
http://www.mhlw.go.jp/kokoro/speciality/detail_panic.html

3）Black B, Robbins D R（1990）Panic disorder in children and adolescents. Journal of the American Academy of Child and Adolescent Psychiatry ; 29 (1) : 36-44

4）World Health Organization（1992）The ICD-10 Classification of Mental and Behavioural Disorders : Clinical descriptions and diagnostic guidelines.
5）American Psychiatric Association（2000）Diagnostic and Statistical Manual of Mental Disorders, Fourth edition, Text Revision.
6）Bernstein G A, Borchardt C M（1991）Anxiety disorders of childhood and adolescence : A critical review. Journal of the American Academy of Child and Adolescent Psychiatry ; 30 : 519-532
7）Keely M L, Storch E A（2008）Anxiety disorders in youth. Journal of Pediatric Nursing ; 24 (1) : 26-40
8）Last C G, Strauss C C（1989）Panic disorders in children and adolescents. Journal of Anxiety Disorders; 3 : 87-95
9）Biederman J, et al.（1997）Panic disorder and agoraphobia in consecutively referred children and adolescents. Journal of the American Academy of Child and Adolescent Psychiatry ; 36 : 214-223
10）Moreau D L, Weissman L, Warner V（1989）Panic disorder in children at high risk for depression. The American Journal of Psychiatry ; 146 : 1059-1060
11）Klein D F（1981）Anxiety reconceptualized. In : Klein D F, Rabkin J (eds.) Anxiety : New Research and Changing Concepts. Raven Press ; 235-263
12）Biederman J, et al.（1997）Panic disorder and agoraphobia in consecutively referred children and adolescents. Journal of the American Academy of Child and Adolescent Psychiatry ; 36 : 214-223
13）Nauta M H, et al.（2003）Cognitive-behavioral therapy for children with anxiety disorders in a clinical setting : No additional effect of a cognitive parent training. Journal of the American Academy of Child and Adolescent Psychiatry ; 42 (11) : 1270-1278
14）Renaud J, et al.（1999）Use of selective serotonin reuptake inhibitors for the treatment of childhood panic disorder : A pilot study. Journal of Child and Adolescent Psychopharmacology ; 9 : 73-83

《第３章》

1）American Psychiatric Association（2000）Diagnostic and Statistical Manual of Mental Disorders, Fourth edition, Text Revision.　髙橋三郎ほか監訳（２００２）ＤＳＭ－Ⅳ－ＴＲ 精神疾患の診断・統計マニュアル、医学書院

2）Davis T E 3rd, Ollendick T H, et al.（2009）Intensive Treatment of Specific Phobias in Children and Adolescents. Cognitive and Behavioral Practice ; 16 (3) : 294-303

3）Grant B F, Hasin D S, Stinson F S, et al.（2006）The epidemiology of DSM-IV panic disorder and agoraphobia in the United States: results from the National Epidemiologic Survey on Alcohol and Related Conditions. Journal of Clinical Psychiatry ; 67: 363-374

4）Hamm A O（2009）Specific phobias. The Psychiatric clinics of North America ; 32 (3) : 577-591

5）石郷岡純編（１９９８）精神疾患１００の仮説「こころの臨床アラカルト　第17巻増刊号」、星和書店

6）Kawakami N, Takeshima T, et al.（2005）Twelve-month prevalence, severity, and treatment of common mental disorders in communities in Japan: preliminary finding from the World Mental Health Japan Survey 2002-2003. Psychiatry and Clinical Neurosciences ; 59 (4) : 441-452

7）川上憲人「こころの健康についての疫学調査に関する研究」平成16～18年度厚生労働科学研究費補助金、総括研究報告書

8）Kessler R C, Chiu W T, et al.（2006）The epidemiology of panic attacks, panic disorder, and agoraphobia in the national comorbidity survey replication. Archives of General Psychiatry ; 63 (4) : 415-424

9）Rachman S（1974）The meaning of fear.　木村駿監修、北山修訳（１９７９）恐怖の意味、誠信書房

10）Rutter M & Tayler E（2002）Child & Adolescent Psychiatry. Fourth Edition. Blackwell Science.　長尾圭造・宮本信也監訳（２００７）児童青年精神医学、明石書店

11）Salzman L（1973）The obsessive personarity.　成田善弘・笠原嘉訳（１９８５）強迫パーソナリティ、みすず書房

12）World Health Organization（1992）The ICD-10 Classification of Mental and Behavioural Disorders :

Clinical descriptions and diagnostic guidelines.　融道男ほか監訳（１９９３）精神および行動の障害―臨床記述と診断ガイドライン、医学書院
13）Zlomke K, Davis T E 3rd（2008）One-session treatment of specific phobias : a detailed description and review of treatment efficacy. Behavior Therapy ; 39 (3) : 207-223
14）北西憲二（２００１）親子療法　引きこもりを救う、講談社

《第４章》

１）World Health Organization（1992）The ICD-10 Classification of Mental and Behavioural Disorders : Clinical descriptions and diagnostic guidelines.　融道男ほか監訳（１９９３）精神および行動の障害―臨床記述と診断ガイドライン、医学書院
２）American Psychiatric Association（2000）Diagnostic and Statistical Manual of Mental Disorders, Fourth Edition, Text Revision.　高橋三郎ほか監訳（２００２）ＤＳＭ－Ⅳ－ＴＲ 精神疾患の診断・統計マニュアル、医学書院
３）笠原敏彦（２００５）対人恐怖と社会不安障害、金剛出版
４）黒木俊秀編（２００９）「特別企画：対人恐怖」こころの科学１４７、日本評論社
５）水田一郎（２０１０）「対人恐怖症」、飯田順三編、脳とこころのプライマリケア４　子どもの発達と行動４９６－５０５、シナジー
６）厚生労働省：ひきこもりの評価・支援に関するガイドライン http://www.ncgmkohnodai.go.jp/pdf/jidouseishin/22ncgm_hikikomori.pdf
７）Kondo N, Sakai M, Kuroda Y, et al.（2013）General condition of hikikomori (prolonged social withdrawal) in Japan : Psychiatric diagnosis and outcome in the mental health. International Journal of Social Psychiatry ; 59 (1) : 79-86
８）Rutter M & Tayler E（2002）Child & Adolescent Psychiatry. Fourth Edition. Blackwell Science.　長尾圭造・宮本信也監訳（２００７）児童青年精神医学、明石書店

9）Rubin K H & Asendorpf J B (eds.)（1993）Social Withdrawal, Inhibition, and Shyness in Childhood. Lawrence Erlbaum Associates.

《第5章》

1）Rickels K, Rynn M（2001）Overview and clinical presentation of generalized anxiety disorder. Psychiatric Clinics of North America ; 24 (1) : 1-17

2）American Psychiatric Association（1980）Diagnostic and Statistical Manual of Mental Disorders, 3rd ed.

3）American Psychiatric Association（1994）Diagnostic and Statistical Manual of Mental Disorders, 4th ed.　高橋三郎、大野裕、染矢俊幸訳（１９９６）ＤＳＭ－Ⅳ精神疾患の診断・統計マニュアル　新訂版、医学書院

4）American Psychiatric Association（1994）Diagnostic and Statistical Manual of Mental Disorders, 4th ed.　高橋三郎、大野裕、染矢俊幸訳（１９９６）ＤＳＭ－Ⅳ精神疾患の診断・統計マニュアル　新訂版、医学書院

5）American Psychiatric Association（1994）Diagnostic and Statistical Manual of Mental Disorders, 4th ed.　高橋三郎、大野裕、染矢俊幸訳（１９９６）ＤＳＭ－Ⅳ精神疾患の診断・統計マニュアル　新訂版、医学書院

6）Masi G, Millepiedi S, Mucci M, et al.（2004）Generalized anxiety disorder in referred children and adolescents. Journal of the American Academy of Child and Adolescent Psychiatry ; 43 (6) : 752-760

7）World Health Organization（1992）The ICD-10 Classification of Mental and Behavioural Disorders : Clinical descriptions and diagnostic guidelines.　融道男、中根允文、小見山実ほか監訳（２００５）ＩＣＤ－10精神および行動の障害―臨床記述と診断ガイドライン　新訂版、医学書院

8）World Health Organization（1992）The ICD-10 Classification of Mental and Behavioural Disorders : Clinical descriptions and diagnostic guidelines.　融道男、中根允文、小見山実ほか監訳（２００５）ＩＣＤ－10精神および行動の障害―臨床記述と診断ガイドライン　新訂版、医学書院

9）Brawman-Mintzer, O, Lydiard, R B（1996）Genelalized anxiety disorder : issue in epidemiology. Journal of Clinical Psychiatry ; 57 (suppl. 7) : 3-8

10）Masi G, Mucci M, Favilla L, et al.（1999）Symptomaology and comorbidity of generalized anxiety disorder in children and adolescents. Comprehensive Psychiatry ; 40 (3) : 210-215

11）World Health Organization（1992）The ICD-10 Classification of Mental and Behavioural Disorders : Clinical descriptions and diagnostic guidelines. 融道男、中根允文、小見山実ほか監訳（２００５）ＩＣＤ－10 精神および行動の障害―臨床記述と診断ガイドライン 新訂版、医学書院

12）American Psychiatric Association（2000）Diagnostic and Statistical Manual of Mental Disorders, Fourth edition, Text Revision. 高橋三郎、大野裕、染矢俊幸訳（２００４）ＤＳＭ－Ⅳ－ＴＲ 精神疾患の診断・統計マニュアル 新訂版、医学書院

13）American Psychiatric Association : DSM-5. Proposed draft revisions to DSM disorders and criteria. http://www.dsm5.org/

14）March J S, Parker J D A, Sullivan K, et al.（1997）The Multidimensional Anxiety Scale for Childrens(MASC) : factor structure, reliability, and validity. Journal of the American Academy of Child and Adolescent Psychiatry ; 36 (4) : 554-565

15）Birmaher B, Bent D A, Chiappetta L, et al.（1999）Psychometric properties of the Screen for Child Anxiety Related Emotional Disorders (SCARED) : a replication study. Journal of the American Academy of Child and Adolescent Psychiatry ; 38 (10) : 1230-1236

16）Muris P, Merckelbach H, Schmidt H, et al.（1999）The revised version of the Screen for Child Anxiety Related Emotional Disorders (SCARED-R) : factor structure in normal children. Personality and Individual Differences ; 26 (1) : 99-112

17）Chorpita B F, Yim L, Moffitt C, et al.（2000）Assessment of symptoms of DSM-IV anxiety and depression in children : a revised child anxiety and depression scale. Behaviour Research and Therapy ; 38 (8) : 835-855

18) Research Units on Pediatric Psychopharmacology Anxiety Study Group（2002）The Pediatric Anxiety Rating Scale (PARS) : development and psychometric properties. Journal of the American Academy of Child and Adolescent Psychiatry ; 41 (9) : 1061-1069

19) De Bellis M D, Keshavan M S, Shifflett H, Iyengar S, Dahl R E, et al.（2002）Superior temporal gyrus volumes in pediatric generalized ansiety disorder. Biological Psychiatry ; 51 (7) : 553-562

20) Milham M P, Nugent A C, Drevets W C, et al.（2005）Selective reduction in amygdale volume in pediatric anxiety disorders : a voxel-based morphometry investigation. Biological Psychiatry ; 57 (9) : 961-966

21) Monk C S, Telzer E H, Mogg K, Bradley B P, et al.（2008）Amygdala and ventrolateral prefrontal cortex activation to masked angry faces in children and adolescents with generalized ansiety disorder. Archives of General Psychiatry ; 65 (5) : 568-576

22) Milham M P, Nugent A C, Drevets W C, et al.（2005）Selective reduction in amygdale volume in pediatric anxiety disorders : a voxel-based morphometry investigation. Biological Psychiatry ; 57 (9) : 961-966

23) Monk C S, Telzer E H, Mogg K, Bradley B P, et al.（2008）Amygdala and ventrolateral prefrontal cortex activation to masked angry faces in children and adolescents with generalized ansiety disorder. Archives of General Psychiatry ; 65 (5) : 568-576

24) Monk C S, Nelson E E, McClure E B, Mogg K, et al.（2006）Ventrolateral prefrontal cortex activation and attentional bias in response to angry faces in adolescents with generalized anxiety disorder. The American Journal of Psychiatry ; 163 (6) : 1091-1097

25) Maslowsky J, Mogg K, Bradley B P, et al.（2010）A preliminary investigation of the neural correlates of treatment in adolescents with generalized anxiety disorder. Journal of Child and Adolescent Psychopharmacology ; 20 (2) : 105-111

26) Strawn J R, Bitter S M, Adler C A, et al.（2011）Neurocircuitry of generalized anxiety disorder in

adolescents : a functional connectivity study. Annual meeting of the American Academy of Child and Adolescent Psychiatry, Tronto, Canada

27) Krain A L, Gotimer K, Hefton S, et al.（2008）A functional magnetic resonance imaging investigation of uncertainty in adolescents with anxiety disorders. Biological Psychiatry ; 63 (6) : 563-568

28) The Research Unit on Pediatric Psychopharmacology Anxiety Study Group（RUPP.）（2001）Fluvoxamine for the treatment of anxiety disorders in children and adolescents. The New England Journal of Medicine ; 344 (17) : 1279-1985

29) Rynn M A, Siquelan L, Riskels K（2001）Placebo-controlled trial of sertraline in the treatment of children with generalized anxiety disorder. The American Journal of Psychiatry ; 158 (12) : 2008-2014

30) Birmaher B, Axelson D A, Monk K, Kalas C, Clark D B, et al.（2003）Fluoxetine for the treatment of childhood anxiety disorders. J Am Acad Child Adolesc Psychiatiry ; 42 (4) : 415-423

31) Rynn M A, Riddle M A, Yeung P P, Kunz N R（2007）Efficacy and safety of extended-release venlafaxine in the treatment of generalized anxiety disorder in children and adolescents : two placebo-controlled trials. The American Journal of Psychiatry ; 164 (2) : 290-300

32) Kendall P C（1994）Treating anxiety disorders in children : results of a randomized clinical trial. Journal of Consulting and Clinical Psychology ; 62 (1) : 100-110

33) Kendall P C, Flannery Schroeder E, Panichellli-Mindel S M, et al.（1997）Therapy for youths with anxiety disorders : a second randomized clinical trial. Journal of Consulting and Clinical Psychology ; 65 (3) : 366-380

34) King N J, Heyne D, Ollendick T H（2005）Cognitive-behavior treatments for anxiety and phobic disorders in childrens and adolescents : a review. Journal of Emotional and Behavioral Disorders ; 30 (3): 241-257

35) Compton S N, McKnight C D, March J S（2004）Combining medication and psychosocial treatments: an evidence-based medicine approach. Guilford press.

《第6章》

1）American Psychiatric Association（2000）Diagnostic and Stastical Manual of Mental Disorders (DSM), 4th ed., Text Revision.
2）Da Costa T & Medes J（1871）On irritable heart; a clinical study of a form of functional cardiac disorder and its consequences. The American Journal of the Medical Sciences ; (61) : 18-52
3）Sadock B J, Sadock V A (eds.), et al.（2003）Synopsis of Psychiatry : Behavioral Sciences / Clinical Psychiatry. 9th ed., Lippincott Williams & Wilkins
4）Harman J L（1992）Trauma and Recovery, Basic Books
5）Van der Kolk B A（1998）Trauma and Memory, Psychiatry and Clinical Neurosciences; 52 (Suppl.), 97-109
6）World Health Organization（2007）The ICD-10 Classification of Mental and Behavioural Disorders : Clinical descriptions and diagnostic guidelines (ICD), 10th Revision.
7）American Psychiatric Association（2000）Diagnostic and Stastical Manual of Mental Disorders (DSM), 4th ed., Text Revision.
8）Harman J L（1992）Trauma and Recovery, Basic Books
9）Van der Kolk B A（1998）Trauma and Memory, Psychiatry and Clinical Neurosciences, 52 (Suppl.), 97-109
10）Scheeringa M S, et al.（1995）Two approaches to the diagnosis of post-traumatic stress disorder in infancy and early childhood. Journal of the American Academy of Child and Adolescent Psychiatry; 34 (2) : 191-200
11）Yule W, et al.（1999）Post-traumatic stress disorders. Rutter M & Taylor E (eds.) Child and Adlescent Psychiatry. 4th edition. Blackwell Science ; 520-528
12）Yule W, et al.（1999）Post-traumatic stress disorders. Rutter M & Taylor E (eds.) Child and Adlescent

Psychiatry. 4th edition. Blackwell Science ; 520-528
13) Kawakami N, Takeshima T, et al.（2005）Twelve-month prevalence, severity, and treatment of common mental disorders in communities in Japan: preliminary finding from the World Mental Health Japan Survey 2002-2003. Psychiatry and Clinical Neurosciences ; 59 (4) : 441-452
14) Kessler R C, et al.（2005）Prevalence, severity, and comorbidity of twelve-month DSM-IV disorders in the National Comorbidity Survey Replication (NCS-R). Archives of General Psychiatry ; 62 (6) : 617-627
15) Kessler R C, Berglund P, Demler O, Jin R, Walters E E（2005）Lifetime prevalence and age-of-onset distributions of DSM-IV disorders in the National Comorbidity Survey Replication (NCS-R). Archives of General Psychiatry ; 62 (6) : 593-602
16) Kessler R C（1995）Post-traumatic stress disorder in the National Comorbidity Survey. Archives of General Psychiatry; 52 (12) : 1048-1060
17) Kawakami N, Takeshima T, et al.（2005）Twelve-month prevalence, severity, and treatment of common mental disorders in communities in Japan: preliminary finding from the World Mental Health Japan Survey 2002-2003. Psychiatry and Clinical Neurosciences ; 59 (4) : 441-452
18) Yule W, et al.（2000）The long-term psychological effects of a disaster experienced in adolescence : I : The incidence and course of PTSD. Journal of Child Psychology and Psychiatry ; 41(4) : 503-511
19) Merikangas K R, et al.（2010）Lifetime Prevalence of Mental Disorders in U.S. adolescents : Results from the National Comorbidity Survey Replication-Adlescent Supplement (NCS-A). Journal of the American Academy of Child and Adolescent Psychiatry ; 49 (10) : 980-989
20) Kessler R C, Berglund P, Demler O, Jin R, Walters E E（2005）Lifetime prevalence and age-of-onset distributions of DSM-IV disorders in the National Comorbidity Survey Replication (NCS-R). Archives of General Psychiatry ; 62 (6) : 593-602
21) Sadock B J, Sadock V A (eds.), et al.（2003）Synopsis of Psychiatry : Behavioral Sciences / Clinical Psychiatry. 9th ed., Lippincott Williams & Wilkins

22) Sadock B J, Sadock V A (eds.), et al.（2003）Synopsis of Psychiatry : Behavioral Sciences / Clinical Psychiatry. 9th ed., Lippincott Williams & Wilkins
23) Sadock B J, Sadock V A (eds.), et al.（2003）Synopsis of Psychiatry : Behavioral Sciences / Clinical Psychiatry. 9th ed., Lippincott Williams & Wilkins
24) Southwick S M, et al.（1992）Urinary catecholamine excretion and severity of PTSD symptoms in Vietnam combat veterans. Journal of Nervous and Mental Disease ; 180 (5) : 321-325
25) De Bellis M D, et al.（1999）Developmental traumatology : part I : biological stress systems. Biological Psychiatry ; 45 (10) : 1259-1270
26) Southwick S M, et al.（1998）Neuroendocrine alterations in post-traumatic stress disorder. Psychiatric Annals ; 28 (8) : 436-442
27) De Bellis M D（2003）Neurobiology of Posttraumatic Stress Disorder Across the Life Cycle. The Handbook of Medical Psychiatry. Soares J C, Gershon S (eds.) Dekke; 449-466
28) Bremner J D, et al.（1995）MRI-based measurement of hippocampal volume in posttraumatic stress disorder. American Jurnal of Psychiatry ; 152 (7) : 973-981
29) Shin L M, et al.（2006）Amygdala, medial prefrontal cortex, and hippocampal function in PTSD. Annals of the New York Academy of Sciences ; 1071 : 67-79
30) De Bellis M D, et al.（1999）Developmental Traumatology : Part II : Brain development, Biological Psychiatry ; 45 (10) : 1271-1284
31) Asnis G M, et al.（2004）SSRIs versus non-SSRIs in post-traumatic stress disorder : an update with recommendations. Drugs ; 64 (4) : 383-404
32) Eftekhari A, Stines L R, Zoellner L A（2006）Do You Need To Talk About It? Prolonged Exposure for the Treatment of Chronic PTSD. The Behavior Analyst Today ; 7 (1) : 70-83

シリーズ監修者

齊藤万比古（さいとう・かずひこ）

1979 年 7 月国立国府台病院児童精神科。2003 年 4 月国立精神・神経センター精神保健研究所児童・思春期精神保健部長。2006 年 5 月国立精神・神経センター国府台病院リハビリテーション部長。2010 年 4 月独立行政法人国立国際医療研究センター国府台病院精神科部門診療部長。2013 年 4 月母子愛育会総合母子保健センター愛育病院小児精神保健科部長。日本児童青年精神医学会理事長、日本精神神経学会代議員、日本思春期青年期精神医学会運営委員。

専門は児童思春期の精神医学。長年、不登校・ひきこもりに関する臨床と研究に取り組んでいる。

編著書に『ひきこもり・不登校から抜け出す！』（日東書院　2013)、『素行障害—診断と治療のガイドライン』（金剛出版　2013)、『子どもの心の診療シリーズ１～８』（中山書店　2008 ～ 2011)、監訳書に『児童青年精神医学大事典』（西村書店　2012）など多数。

市川宏伸（いちかわ・ひろのぶ）

東京大学大学院薬学研究科修士課程修了、北海道大学医学部卒業。東京医科歯科大学神経精神科を経て、1982 年より東京梅ヶ丘病院に勤務。1998 年より同病院副院長、2003 年より同病院院長となり、2010 年より東京都立小児総合医療センター顧問。日本児童青年精神医学会監事。専門は児童精神医学、発達障害。

編著書に『発達障害—早めの気づきとその対応』（中外医学社　2012)、『AD/HD のすべてがわかる本』（講談社　2006)、『広汎性発達障害の子どもと医療』（かもがわ出版　2004)、『子どもの心の病気がわかる本』（講談社　2004）など多数。

本城秀次（ほんじょう・しゅうじ）

名古屋大学医学部精神医学教室助手、名古屋大学教育学部助教授を経て、現在、名古屋大学発達心理精神科学教育研究センター児童精神医学分野教授。医学博士。日本児童青年精神医学会常務理事、日本乳幼児医学・心理学会理事長、愛知児童青年精神医学会理事長。

専門は児童・青年精神医学。とりわけ、登校拒否、家庭内暴力、あるいは、強迫性障害、摂食障害など、神経症的問題に対して臨床的、心理療法的研究をおこなっている。 著訳書に『今日の児童精神科治療』(金剛出版　1996)、『乳幼児精神医学入門』（みすず書房　2011)、『子どもの発達と情緒の障害』（監修 岩崎学術出版社　2009)、コフート『自己の治癒』『自己の修復』（みすず書房　1995）ほか多数。

[著者紹介]

◉編著者、第４章執筆

近藤 直司（こんどう・なおじ）

大正大学心理社会学部臨床心理学科教授。東海大学医学部卒業後、東海大学医学部精神科学教室、神奈川県立精神医療センターで勤務。山梨県立精神保健福祉センター所長（山梨県中央児童相談所副所長を兼任）、山梨県都留児童相談所所長、東京都立小児総合医療センター児童・思春期精神科部長を経て、2014 年より現職。

主な著書に、「青年のひきこもり」（共編、岩崎学術出版社、2000）、「ひきこもりケースの家族援助」（編著、金剛出版、2001）、「アセスメント技術を深めるハンドブック」（単著、明石書店、2014）、「アセスメント技術を高めるハンドブック 第2版」（単著、明石書店、2015）、「こころの医学入門」（共編、中央法規、2017）、「青年のひきこもり・その後」（単著、岩崎学術出版社、2017）などがある。

●第１章執筆

川上俊亮（かわかみ・しゅんすけ）

山形大学医学部卒業後、京都大学医学部附属病院小児科等で研修、東京都立梅ヶ丘病院、埼玉県立精神医療センター、東京都立小児総合医療センター、兵庫県立光風病院を経て、都立北療育医療センターに勤務。

小児科専門医、精神保健指定医。

●第２章執筆

冨永卓男（とみなが・たくお）

2004 年香川医科大学医学部医学科（現香川大学医学部医学科）卒業。2007 年東京都立梅ヶ丘病院勤務より本格的に児童・思春期精神医学に取り組む。都立病院の合併統合により、2010 年より東京都立小児総合医療センター勤務。

●第３章執筆

遠藤季哉（えんどう・としや）

香川医科大学卒業、2008 年東京都立梅ヶ丘病院医員、東京都立小児総合医療センター児童・思春期精神科医員を経て、関東医療少年院医務課長。

●第５章執筆

宮崎健祐（みやざき・けんすけ）

2004 年大分大学医学部医学科卒業、市立旭川病院精神科、東京都立梅ヶ丘病院、東京都立小児総合医療センターを経て、弘前大学大学院医学研究科。精神科専門医、精神保健指定医、日本児童青年精神医学会認定医。

●第６章執筆

鈴木雅弘（すずき・まさひろ）

ニューヨーク市立大学シティー・カレッジ心理学科卒業。

帝京大学医学部卒業。

帝京大学溝口病院にて初期研修終了。

帝京大学溝口病院精神神経科および東横恵愛病院にて精神科勤務（成人）。

東京都立小児総合医療センター児童・思春期精神科を経て、横浜カメリアホスピタル勤務。

■組版　GALLAP
■装幀　根本真路
■装幀画　祖敷大輔
■本文デザイン　飯塚文子
■本文挿絵　YUME

子どものこころの発達を知るシリーズ ③

不安障害の子どもたち

2014 年　6 月 10 日　第 1 刷発行
2022 年　7 月 10 日　第 3 刷発行

監修者　齊藤万比古 ＋ 市川宏伸 ＋ 本城秀次
編著者　近藤直司
発行者　坂上美樹
発行所　合同出版株式会社
東京都小金井市関野町 1-6-10
郵便番号　184-0001
電話 042（401）2930
振替 00180-9-65422
ホームページ https://www.godo-shuppan.co.jp/
印刷・製本　新灯印刷株式会社

■刊行図書リストを無料進呈いたします。
■落丁・乱丁の際はお取り換えいたします。

ISBN978-4-7726-1146-6　NDC 370　210 × 148